天下文化
BELIEVE IN READING

肺癌的預防與治療

全面贏戰臺灣新國病

陳晉興
梁惠雯 —— 著

天下文化 遠見雜誌

目次 CONTENTS

推薦序（依來稿順序）

作者序

前言

I 關於肺癌，你有這些疑問嗎？

II 疾病不遠，肺癌真實案例

III 肺癌預防，從日常做起

抽菸、焚香、騎車不戴口罩，或是空汙中慢跑，我們每天最重要的就是呼吸，不經意的生活習慣，無形中傷害最重要的呼吸器官——我們的肺。檢視地雷習慣你中了幾項？從現在開始建立養肺好習慣。

居家窗戶到底要常開還是常關？溼度高或低對肺較好？室內空氣一定比室外乾淨嗎？何謂PM2.5？空氣清淨機有沒有必要？其實空氣汙染是全球最重大致癌因子，不可不提防！

IV 精準醫療，患者的後盾

推薦序（依來稿順序）

肺癌翻轉有方，勿忽略早期篩檢

陳建仁（前副總統、中研院院士、肺癌存活率倍增倡議平臺發起人）

很榮幸承蒙陳晉興教授與遠見・天下文化事業群的邀請，爲這本內容豐富、深入淺出、文筆流暢的醫學科普新書《肺癌的預防與治療：全面贏戰臺灣新國病》撰寫推薦序。

肺癌是臺灣第一大癌症死因，也是健保診療費用給付最多的癌症，對國人健康和醫療支出造成重大損失，肺癌已是臺灣的「新國病」。

我個人也曾經罹患肺癌，當時是在定期健康檢查做了低劑量電腦斷層掃描，而於二〇一五年初發現左下肺葉的結節有變化。譽滿杏林的臺大醫院胸腔外科陳晉興教授，爲我進行微創手術，病理檢查發現是第1A期肺腺癌，不須追加化療或標靶治療。

我接受手術治療後，除了每半年進行一次電腦斷層及抽血追蹤，七年來都很平安健康，從未間斷過自己的學術研究及公共服務。

但是，不是每位肺癌病患都能這麼幸運。

十多年來，國人都受到這個癌症第一大死因的威脅。近二十年來，臺灣肺腺癌的發生率增加超過兩倍，當中有一半以上的患者沒有抽菸習慣，甚至沒有肺癌家族病史。

由於缺乏早期檢查的警覺，一半以上的肺癌，在發現時已經是第四期，第一期只占了二至三成，兩者的預後及存活率相差非常懸殊。

第一期的五年存活率在百分之八十以上，第四期卻只有百分之八。這是我們最近發起「肺癌存活率倍增倡議平臺」的初衷，希望透過早期篩檢，精準診治等策略，達到二〇二五年臺灣肺癌存活率倍增的目標。

臺灣的臨床醫師和學者專家，發表了很多肺癌的學術研究論文，但是願意花時間撰寫肺癌科普書籍，來教育民眾肺癌知識、增進防癌能力的醫師並不多見。本書作者陳晉興教授，不僅是醫術精湛的肺癌手術權威，也是視病猶親的善師良醫，對於肺癌篩檢及防治的推廣一向不遺餘力。

陳晉興教授及資深醫藥記者梁惠雯小姐，以淺顯易懂的文筆，詳細說明肺癌的致癌成因、風險預測因子、篩檢方法、影像與分子診斷、精準治療、最新科技新知、以及生活保健準則，並且以專業書籍或醫學文獻做爲參考資料，旁徵博引、實證可靠。最令人感動的，還包含了十位癌友珍貴的生病經驗分享，讓這本肺癌專書不但有深度，也有溫度。

距離確診肺癌已逾七年，我現在非常健康，還繼續在學術研究做出貢獻，除了感謝陳晉興教授當年親自爲我執刀之外，也希望我的經歷可以鼓勵中年以上的國人，定期接受低劑量電腦斷層掃描，以期發現早期病灶，確保肺臟健康。對於生活與職業環境的空汙、煙塵等，也要提高警覺和減少暴露。萬一發現自己罹患肺癌，不需要太過緊張或悲觀。現在已有許多先進精準的手術、藥物、放射線治療方法，不但能延長生命，也能維持良好生活品質。

特此鄭重推薦這本適合大眾閱讀的好書，希望它能帶領大家遠離肺癌、健康平安、喜樂幸福！

【推薦序】

肺癌已非不治之症，只要能早期發現！

楊泮池（中研院院士、臺灣大學講座教授）

肺癌是臺灣的「新國病」，十多年來高居國人十大癌症死因排行首位，主要原因在於發現得太晚，有半數病人診斷出來時已經是晚期，使完全治癒的可能性大幅降低，這是很令人惋惜的地方。

同時，也因爲半數以上病人診斷時都屬於晚期，在醫療照護上必須仰賴昂貴的化學治療、標靶藥物、免疫治療等，造成健保財務沉重的負擔，使肺癌治療成爲目前健保花費最高的癌症。

這樣的問題必須獲得扭轉與改變，否則健保給付再怎麼努力、花了這麼多錢，對晚期病人的存活改善其實仍相當有限。

依據臺大醫院的資料顯示，過去十年來，晚期肺癌病人五年存活率從百分之八進步到百分之十七，代表著一百個病人當中，只有十七個人可以存活超過五年，雖然已增加一倍，有長足進步，但對於這樣的數字我們仍無法滿意。

醫學的進步，已使肺癌擺脫「不治之症」的行列，完全治癒的可能性是很高的，前提是「要能夠早期診斷」。

肺癌第一期患者，若即時獲得適當的診斷和治療，五年存活率可高達八成以上；腫瘤在一公分以下者，更有九成以上可活過五年，甚至完全治癒，所以無論如何，一定是愈早診斷、治療效果愈好，千萬不要等到晚期才來做昂貴的治療。到這情況，病人很痛苦、家屬很痛苦，完全治癒的可能性也很低，醫療花費又大，等同於是四輪局面。

有鑑於此，醫界近年來持續推動肺癌篩檢計畫。

二〇一五年，三大肺癌相關醫學團體——臺灣肺癌學會、臺灣胸腔暨重症加護醫學會、中華民國放射線醫學會等，共同發表了「臺灣低劑量電腦斷層肺癌篩檢共識宣言」及出版專書，讓民眾知道接受低劑量電腦斷層掃描（LDCT）篩檢的時機和條件、哪些高危險群應該做？同時也讓醫界有診斷的參考依據，如什麼情況下要做LDCT、判斷標準，以及相對應的醫療處置等。

此後，我們很明顯看到，整體肺癌死亡率開始呈現下降趨勢。但需要再做努力的地方還很多，特別是國內肺癌樣貌有許多特異於國外的地方，像是不抽菸患者比抽菸患者多（根據二〇一九年資料看來，三分之二的肺癌患者是沒有抽菸的），尤其百分之九十四的女性肺癌患者都不抽菸，顯見肺癌對女性健康帶來嚴重威脅，個中原因以及其他多樣化的致病因子，目前皆未完全揭祕，有待更多的研究。

因此，想要提升肺癌患者的存活率，真的只能靠更積極的推動肺癌篩檢。

很高興政府已經從二〇二二年七月一日起，將肺癌正式納入國家篩檢計畫，且是全世界第一個針對「重度抽菸及不抽菸但具家族史之高風險族群」提供公費LDCT篩檢補助的國家，期盼藉此能發掘更多的早期肺癌個案，搭配國內醫界優異的治療技術，兩相並進，如此才會有令人滿意的防治成效。

足夠且完善的預防策略是一定要走的路，欣見陳晉興教授和梁惠雯小姐共同撰寫了《肺癌的預防與治療：全面贏戰臺灣新國病》這本專業書籍，讓民眾知道肺癌不是不能治療，只要能夠早期診斷，一定能治癒！

我們大家要一起努力，共同交出戰勝肺癌的漂亮成績單！

【推薦序】

早期篩檢與進步醫療，對抗肺癌有曙光

吳明賢（臺大醫院院長、臺大醫學院內科特聘教授、臺灣消化系醫學會理事長）

癌症一直都是國人十大死因之首，當中的肺癌更是「重中之重」，死亡率連續十多年居冠、新增個案每年逾萬例，兩者成因都相當值得重視與探討。

以發生率來說，近幾年，肺癌人數快速增加，竄升成爲「新國病」，除環境因素外，許多不抽菸的民眾同樣罹患肺癌，這和歐美肺癌趨勢大不相同，極可能是亞洲人種的獨特性，在防治上需要特別注意。

此外，肺癌與其他癌症一樣，都是沉默的殺手，早期沒有症狀、不容易察覺，直到出現症狀，卻又已是晚期，在過去醫學不夠發達的時代，有許多病人因此放棄治療，或轉而尋求另類療法，最後依舊抱憾而終，令人扼腕。

幸而，肺癌臨床治療在近十年出現跳躍式的進步，不論是生物科技、手術技術、新型藥物等，都有極佳成效，使一定比例的病人有機會接受治療，延長生命，甚至治癒，大大翻轉了過去讓醫師「束手無策」的困境。然而我們所期盼的，仍是希望民眾能夠進行篩檢，早期發現、早期治療的效果最好，愈晚發現不僅花費大，效果亦不理想；而這已經不是口號，是所有癌症都適用的概念。

政府推動大腸癌、乳癌、子宮頸癌及口腔癌四大癌症的定期篩檢補助，已經行之有年，也有顯著成效，自二〇二二年七月也將肺癌納入，成爲獲公費補助的「第五癌」（目前僅針對高風險族群），顯然肺癌現況已符合以下四項要件：有足夠的盛行率、明確的危險族群、有效的篩檢工具，以及篩檢出來後有方法可治療。

低劑量電腦斷層掃描是目前唯一具國際實證可早期發現肺癌的篩檢工具，儘管有些人擔心敏感度過高、有過度醫療的問題，恐引起不必要的恐慌，但對於高危險族群來說仍是利大於弊。這些在《肺癌的預防與治療：全面贏戰臺灣新國病》書中都有完整介紹與說明。

這本書同時也讓我們看到，對抗肺癌不是一籌莫展，而是已有一線曙光！就像過去胃癌和肝癌，都是透過公衛手段大幅消除的成功案例，期許未來肺癌也能因著篩檢的推廣，以及持續的探究尋因，找出可改變的致病因子（Modifiable factors），進而幫助全民遠離肺癌威脅。

陳晉興醫師是國內最權威的胸腔外科專家，眾所周知他在肺癌領域投入了許多努力，手術量居全臺之冠，其創新獨到的「單孔無管」微創手術更是獲得國際肯定。我常說：「上醫治未病。」陳醫師身爲名醫，在忙碌的看診、手術、教學、研究之餘，仍願意花費心力來推動衛教知識，出版這本最具權威知識的書，讓民眾能夠獲得遠離肺癌的正確解方，我非常感佩，也是全民的一大福音。

健康不是只有醫療，真正要獲得健康，自主的健康意識與行爲改變才是關鍵！健康的責任在自己身上，不是靠醫師、醫院或健保，健保只是讓人看得起病、看得好病，絕不會讓你更健康，唯有正視疾病風險，懂得及早預防、維持健康生活型態，才能真正遠離疾病，對國家而言也才能降低醫療花費，使國民壽命延長。

二十世紀是疾病治療的世紀，但二十一世紀是健康促進的世紀。

誠摯推薦陳晉興醫師與梁惠雯小姐的著作，提供豐富、專業的知識給讀者，別忘了，閱讀專業書籍也是邁向健康的第一步！

—推薦序—

醫學持續突破，請保持信心與希望

楊志新（臺大醫院癌醫中心分院院長、教育部國家講座暨臺灣大學教授）

現今晚期肺癌的控制及治療，與早年相較已不可同日而語，從前只有效果不理想、副作用大的化學治療可選擇，現在除了化療之外，還有標靶治療、放射線治療、免疫治療等多種治療可合併運用，不僅副作用較少、療效也提升非常多。其中標靶藥物的發展，是近二十年來的一大突破，病人只要能找到適合的標靶藥物，就可以很精準的對付癌細胞，這是過去難以想像的境界。

隨著現代先進的醫學科技，與愈來愈多的研究發現，我們開始瞭解到肺癌其實並非單一疾病，不同的單一基因突變，病程及治療都不同。以分子突變分類的肺癌，各有不同的治療方式；而沒有分子標靶的病人，可使用免疫治療或免疫和其他療法併用等做法，也能大幅改進過去不理想的治療成效。這些目前在臨床的運用與整合都已經相當成熟。

以往對於肺癌晚期病人大多會認為「沒希望了」，但現在，即使是第四期，也仍有挽救機會。例如只有少數器官轉移的病人，可再採取手術或放射線等根除性治療，爭取延長生命，而這兩種方式現在都相當精準，手術走向微創，放射治療的照射範圍則更為聚焦，減少對周遭組織的破壞，大幅減少了治療的後遺症和危險性。

肺癌治療上的進展確實又快又新，所以我們常說：「肺癌晚期不等於末期！」這是相當振奮人心的一件事，許多治療新觀念、新方法的出現，都為晚期病人帶來希望。以較新的免疫療法來說，十年前參與過臨床試驗的患者，有人迄今安然無恙；現時接受免疫治療兩年後停藥者，也有少數未出現復發，儘管比例不算高，但仍可望成為根治轉移病人的希望，這個部分醫界刻正加速研究中。

因此我們要向中、晚期的肺癌病友喊話，千萬不要灰心喪志，即使出現轉移，也要抱持希望，對正規治療有信心。

當然，關於肺癌尚有許多不清楚、需要繼續努力研究的地方，希望有朝一日能夠找出致癌成因及根治的方法，但在此之前，要先從推廣對高危險族群的篩檢進行防治，以求降低發生率及死亡率。

基於對癌症醫療服務的重視，擁有全臺最專業癌症團隊及強大研究量能的臺大醫院，於二〇一九年成立癌醫中心分院，以「多專科」聯合診療模式，讓相關專科醫師在同區域、同時段看同個病人，患者可免於四處奔波之苦，也能更有效率的提升醫療成效。

畢竟癌症治療得與時間賽跑，此一照護模式能快速解決問題、一次到位，使病人和家屬在抗癌過程中更加安心與信賴。

陳晉興醫師是臺大醫院癌醫中心分院的副院長，他視病猶親，努力完成病人的心願，幾乎所有時間都花在病人身上。同時他也在外科專業領域投注非常多心血，是世界級的專家，有如此優秀的好醫師是值得國人驕傲的一件事！

恭喜陳晉興醫師與資深醫藥記者梁惠雯小姐共同出版這本專業好書，期盼終有一日，肺癌不再是威脅。

—作者序—

我在努力，請你也別輕易放棄

陳晉興

二十二年前，在我剛當主治醫師的時候，曾經有一對年輕夫婦、帶著兩個小小孩來到診間，太太一看到我就馬上跪下，眼淚撲簌簌的拜託我救她先生：「希望陳醫師幫忙，讓先生能看到小孩長大……」

當時她先生被確診爲肺腺癌第四期，而兩個孩子，一個大約五、六歲，站在一旁，一個還抱在手上，應該只有幾個月大，看著他們一家四口我真的很無奈，已經沒辦法開刀，也沒有好的化療藥物或標靶藥可以用。

病人最後頹喪的離開，沒有再出現過，但大概可以預料到，三到六個月後可能就會離開人世。

這是一件傷心的往事，也因爲這件事讓我一直在思考，怎麼樣可以改善？怎麼樣可以幫助病人更多？這也是我撰寫這本書的初衷。

我是外科醫師，工作上以開刀爲主。但是面對每位患者形形色色的問題，從手術相關，到爲什麼會得肺癌、危險因子是什麼、如何預防等，大家顯然都有不少疑問，我也都非常希望能給予每一位病患完整答案，但可惜受限於看診時間實在太短暫，很難滿足所有人的需要。

現在肺癌患者愈來愈多，我一整天門診平均要看兩百位肺癌病患，每個人的期別不同、狀態不同，個別想瞭解和需要解釋的部分也不一樣。在門診中，我沒有足夠時間跟大家完整說明清楚；病患和家屬自己去查找，我又擔心大家看到錯誤網路資訊也無法分辨，或是道聽塗說，取得一些毫無根據的訊息而受誤導，甚至影響病情控制。

病人在確診罹癌後，通常會有許多擔憂和惶恐，這些心情我非常能夠理解。這是人生中一件意外的大事，面對未知的恐懼，急於尋找答案，我很能感同身受。

因此，透過這本書，希望能夠讓病人在最短時間內，瞭解所有想知道的事，書中包含了專業的醫學知識、最新的文獻等，可以說是最即時，也最正確的資訊，提供給大家參考。

在我的門診裡，大多是第一期和第四期的肺癌患者，少見第二、三期。

初期患者若要接受手術治療，傳統是用「開胸手術」，後來進階到「胸腔鏡微創手術」，近來已更進階到「單孔無管加立體定位手術」，技術已有非常大的進步；非手術部分也有放射線治療，如電腦刀、質子刀，以及立體定位消融治療等。肺癌醫學已經朝向更精準、個人化的方式演進，不僅選擇多且更加安全有效。治療方法有很多，治癒率也高，我希望這些都能讓患者知道，以減低大家的恐慌，增添他們對於醫學的信任，和自己能夠被治癒的信心。

若是晚期病患也不要氣餒，臨床上我還是看到很多成功治療的案例。像是最近我有一位年輕的女性病患，無預警罹患了肺癌第四期，還合併有多顆腦腫瘤轉移，她來的時候病況非常危急，然而透過投以精準的標靶藥物，加上電腦刀治療，不僅腦部腫瘤完全消失，肺部腫瘤也順利手術切除。迄今已過了一年多，病人甚至已經重新回到職場，她是兩個孩子的媽媽，想著未來要帶小孩去國外念書，繼續追尋人生夢想。

有這樣的成功案例，我們應該對於肺癌治療可以有更多信心。即使確診時已是第四期，隨著醫學的進步，患者的存活機會已經大增。這本書的第II章，就有許多病友分享他們的真實經歷。

時代不同了，肺癌雖可怕，但只要勇敢面對、配合醫師治療，確實是有可能回歸正常生活，不留遺憾。

做爲一個外科醫師，我會在自己的專業上繼續努力，爲的是能爲肺癌患者提供更多幫助，因此，也希望大家不要輕易放棄。藉此契機，想邀請讀者與我一起爲癌友們加油打氣：抗癌路上，你不孤單！

本書順利出版，相當感謝共同作者梁惠雯小姐以及天下文化，在編寫期間付出了非常多的心力。

同時，要特別感謝三位專家協助審稿：國家衛生研究院國家環境醫學研究所所長陳保中教授、輔仁大學營養科學系學術特聘教授許瑞芬博士，及臺大醫學院物理治療學系暨研究所王儷穎副教授。他們都是相關領域的佼佼者，因支持肺癌防治，無償提供協助，豐富了書籍內容，爲本書的完整性與專業性增色不少，在此謹向三位致謝。

感謝十位肺癌病友願意分享他們對抗肺癌的心路歷程及生活點滴，讓這本書除了專業的深度，也增加許多生命的溫度。

最後，感謝太太馥芳數十年來的協助與包容，讓我能全心診治、照顧肺癌病友，無後顧之憂。

—作者序—

知癌防癌，讓知識點亮希望

梁惠雯

多年前，親近的小阿姨因肺腺癌驟逝，她的離開令家族感到極爲遺憾與不捨，就和絕大多數的肺癌病人與家庭一樣，一切都快得措手不及。

小阿姨罹癌離去時才五十四歲，當年，辛苦拉拔長大的三名子女即將各自成家，她也才和先生買下新居，打算展開全新退休生活，卻意外發現罹癌，且因爲發現得太晚，治癒率已相當不樂觀，原本期盼的美好生活瞬間夢碎，短短七、八個月便撒手人寰，來不及享福。

猶記得乍聞阿姨罹癌消息時的震撼與驚訝，她自己也相當難以置信，原以爲只是普通感冒、咳嗽，到附近診所就醫沒改善，轉診大醫院後，竟然就被宣判爲肺腺癌末期！檢查後不僅發現肺部有腫瘤，也已擴散到淋巴和腦部，令人不解的是，小阿姨生前不菸不酒、飲食節制，有運動習慣，無家族病史，還每年做健康檢查，怎麼可能會是她？

那個時候我與身邊的人並不知道，肺腺癌其實就是如此來勢洶洶、無道理可言，即使做健檢，只有照胸部X光也是不夠的，就算沒抽菸同樣可能「中鏢」。肺癌發生的原因相當複雜，除了菸害、空汙，甚至牽涉到基因、人種，就某些人而言，可能先天就帶著「危險因子」，一旦生活環境等外在因素加乘，便誘發惡疾。

長期採訪醫藥新聞的我，深知肺癌的凶險與對國人生命的傷害。那不僅僅是報導裡冰冷的確診數或死亡數，而是活生生的出現在生活周遭的人們：檯面上知名人物，或是坐在隔壁的同事、熟悉的友人、朋友的媽媽、學姊的先生，甚至是……我的小阿姨。在癌細胞面前，人人平等，沒有人可以保證自己能夠逃脫。

肺癌的特色是無明顯症狀，經常一確診即是末期。這個殘酷現實，常令醫生徒呼負負，引以爲憾。

對行醫三十年、肺癌手術量近一萬五千臺的陳晉興醫師來說，日復一日，面對嚴重的末期病患上門求助，即使身爲外科權威，亦充滿著連開刀都幫不上忙的無奈，最是心中的慟。這也是陳醫師之所以念茲在茲、四處演講、寫書，推廣肺癌預防的主因，如果全民能更重視早期篩檢，就能減少許多遺憾。

在撰寫此書的過程中，陳醫師多次強調，和早前缺乏「武器」的年代相比，現在正是肺癌治療大躍進的時代，不再藥石罔效。二十多年前，每個踏進診間的病人，幾可預見兩年內就會病逝，那種無力感連醫師都喪志，陳醫師說，「有學弟因此不想再當胸腔內科醫師……」然而，隨著新藥物的開發、各種先進療法問世，以及手術技術的進步等，近年來，肺癌患者已經不必再吃那麼多苦，存活率也大幅提高，讓人看見了明亮的曙光。

跑在醫藥新聞前線，有感於一般大眾對於肺癌仍存有許多迷思，且警覺性嚴重不足的問題。臺灣罹患肺癌人數持續飆升，標準化發生率已高居亞洲第二，僅次於北韓，女性發生率更是世界第三。這樣的「成績」絕非臺灣之光，而是顯示相關防治工作刻不容緩。

大敵當前，面對這場抗癌大戰，你我都必須嚴加部署，才能翻轉局面，避免更多遺憾。

因此，當天下文化邀請陳晉興醫師與我共同撰寫此書時，我除了深感榮幸之外，更期許能貢獻己力，協助提升社會對肺癌防治的關注度，並讓關於肺癌的正確觀念與知識更普及。

感謝天下文化籌劃此書，也感謝陳醫師在繁忙醫療事務中，花費許多心力，撥冗受訪並親自指正，致使本書內容翔實、專業且實用，特別是透過十位病友生命故事的分享，傳達正能量與希望，這是我和陳醫師最喜愛的部分。

企盼正面臨辛苦療程的朋友們不要輕易放棄，不論是患者本身或照顧者都能更具信心，期許有一天，肺癌也能夠與我們「和平共處」甚或「清零」，不再是威脅！

—前言—

從預防開始，全面贏戰肺癌

很高興經過臨床醫界多年來的疾呼與努力，政府終於在二〇二二年七月一日，正式將肺癌納入公費篩檢項目中，也就是除了過去推動的四癌篩檢（大腸癌、口腔癌、乳癌、子宮頸癌）外，新增了「第五癌」篩檢。

此舉領先全球，讓臺灣成爲第一個將肺癌家族史及重度吸菸者列入公費肺癌篩檢補助的國家！

之所以有此「壯舉」，實在是因爲肺癌對於國人健康的威脅，已經不容忽視。

肺癌高居「三冠王」，威脅近在咫尺

肺癌已連續十多年位居國人十大癌症死因之首。從二〇〇四年，肺癌年度死亡人數超越肝癌後，就不再讓出「冠軍寶座」，且人數一路攀升，根據衛生福利部公布的最新十大癌症統計數據（見表1）顯示，肺癌總死亡人數已正式突破萬人大關，創歷史新高。

不僅死亡率高居所有癌症之冠，死亡人數亦占癌症總死亡人口約兩成，也就是說，全臺平均每五位因癌症死亡的人口中，即有一人死於肺癌，稱之為「最要命的癌症」可說名符其實。

而肺癌的發生率同樣駭人，根據衛福部二〇一九年癌症登記報告顯示，新發生之肺癌個案達一萬六千兩百三十三人，較前一年又再增加百分之五．七，平均每十萬人口發生率為六十八．七七人；若依性別區分，發生率排名均為第二位，男性僅次於大腸癌、女性僅次於乳癌。每三十二．三八分鐘就有一人罹患肺癌，為國人最好發的癌症之一。

分析近十年統計資料（二〇一〇年至二〇一九年），男性肺癌確診人數增加百分之三十二，女性則是大幅增加百分之八十九，將近翻倍，成長速率驚人。十年前後相較，二〇一〇年，肺癌診斷總人數為一萬零六百一十五人，女性患者約占百分之

癌症別	死亡人數（人）		死亡率（每十萬人口）		標準化死亡率（每十萬人口）	
		年增率（%）		年增率（%）		年增率（%）
所有癌症死亡原因	51,656	3.0	220.1	3.5	118.2	0.7
1. 氣管、支氣管和肺癌	10,040	4.3	42.8	4.8	22.2	1.7
2. 肝和肝內膽管癌	7,970	2.5	34.0	3.0	17.9	-0.3
3. 結腸、直腸肛門癌	6,657	2.6	28.4	3.1	14.6	-0.1
4. 女性乳癌	2,913	9.7	24.6	10.2	13.8	8.2
5. 前列腺(攝護腺)癌	1,689	-2.4	14.5	-1.8	7.5	-4.0
6. 口腔癌	3,395	0.4	14.5	0.9	8.5	-1.0
7. 胰臟癌	2,659	8.5	11.3	9.1	6.0	5.9
8. 胃癌	2,310	-1.2	9.8	-0.8	5.0	-3.7
9. 食道癌	2,030	3.9	8.6	4.4	5.0	2.3
10. 卵巢癌	696	-3.9	5.9	-3.5	3.3	-7.8

資料來源：衛生福利部

表1 二○二一年十大癌症死因

三十七，到了二〇一九年，全年新增肺癌人數上升至一萬六千兩百三十三人，當中女性則增長到占了百分之四十五．五，占比逐漸與男性「勢均力敵」，甚至未來很可能超越男性病患人數。

中央健保局每年公布的「癌症費用排行」中，和各類癌症相較，肺癌都是最燒錢的癌症，二〇二一年醫療支出統計顯示，肺癌治療費用一年就「吃」掉健保二百二十八億元，近五年平均成長率達百分之十四．六七，居十大燒錢癌症之最！

肺癌既是死亡率最高的癌症，更是晚期發現比例最高（初次診斷時大多為晚期）且醫療支出也最高的「三冠王」，肺癌對國人及無數家庭造成強大衝擊，是當前全民皆須謹慎面對的「新國病」。

肺腺癌威脅日盛，未吸菸族群切勿忽視

過去認為吸菸者較容易得肺癌，現在肺癌患者卻有更多比例是罹患與吸菸關係相對小的肺腺癌。根據官方統計，二〇一〇年，在所有肺癌患者中，肺腺癌約占百分之五十五，到了二〇一九年，肺腺癌比例已大幅增至百分之七十一，短短十年間

增加逾兩成。

換句話說，「我不吸菸，所以，我不會得到肺癌」的舊式觀念已不再適用，肺癌對於各年齡層、不吸菸族群，或是一般認爲的健康人，也都具有一定程度的威脅。

舉例來說，女性肺癌患者當中，有九成都不吸菸，且自二〇一八年以來，六千多名確診肺癌的女性患者中，肺腺癌比例卻高達八成八，平均發病年齡比男性更年輕五歲。

就二〇二一年國內的統計數據顯示，女性因肺癌死亡的人數有三千七百零五人，是乳癌的一．二七倍、子宮頸癌的六．〇九倍，平均每天有十．一五名女性因肺癌致命。在肺癌面前，女性族群顯得更爲「脆弱」，需要留意肺癌帶來的殺傷力與威脅。

全民皆須警惕，及早篩檢爲上策

更令人膽顫心驚的是，肺癌可以說是初期無症狀的隱形炸彈。

由於肺臟本身並沒有痛覺神經，過往多是等到腫瘤體積過大、壓迫氣管之後，病患開始覺得喘、不舒服，或是發生遠處轉移時，才意外發現，然而此時都已到第三、四期，爲時已晚，五年存活率已剩不到百分之十。

所幸現在已有低劑量電腦斷層掃描（Low-dose computed tomography，簡稱LDCT）篩檢，不僅是醫師早期診斷的一大利器，甚至是當前早期肺癌篩檢最有效益的工具。

多年來，政府與醫界對此凝聚共識，也不斷致力推動國家政策往全民篩檢的方向邁進。在本書出版前一刻，我們很高興看到，衛福部國民健康署宣布，自二〇二二年七月一日起，針對肺癌「高風險族群」提供低劑量電腦斷層掃描公費篩檢補助的訊息頒布，期望不久後的將來，這樣的措施可以更加普及，守護全民健康。

護肺、保肺，刻不容緩

爲了揭開肺癌的神秘面紗，近年來，醫界投入許多研究，探究其致病因子，希望能更加有效的防治肺癌，甚至尋求根治之道。畢竟不單是臺灣或亞洲，肺癌對人類健康的威脅，全球皆然，各界都相當關注。

根據世界衛生組織（WHO）國際癌症研究機構（International Agency for Research on Cancer, IARC）發布的「二〇二〇年全球最新癌症」數據指出：全球肺癌新增人數爲兩百二十萬；而在全球因癌症死亡的九百九十六萬病例中，肺癌死亡人數爲一百八十萬例，遠超過其他癌症，位居癌症死亡人數第一位。

同時，世界衛生組織也持續上修預估的死亡人數，對肺癌的威脅警示。

既然肺癌有如此高的死亡率，加上節節攀升的發生率，更需要透過早期診斷、早期治療，來提升治癒率與存活率。

逃離不了空汙、煙塵的我們，在兵荒馬亂對抗新冠肺炎（COVID-19）之餘，別忘了肺癌的危險，對於這可怕的「三冠王」、「新國病」，我們需要有更多的瞭解，超前部署，不能輕敵。

本書從陳晉興醫師診間最常見的問題談起，彙整大眾最關心的幾個議題加以解答，用Q&A的方式幫助大家快速建立正確認知。

我們也採訪了十位深具熱情與生命力的肺癌病友，分享他們的心路歷程與抗癌經驗，企盼藉此帶給其他癌友更多信心與希望。

同時，我們分別從預防端與治療端提供讀者目前最新趨勢與最正確的資訊，包括日常生活保健注意事項、保護肺部的方法、如何提升免疫力、可以多做哪些運動。

倘若身邊已經有肺癌患者需要幫助，本書也介紹並分析各種最新治療方式，以此補足在診間短暫時間裡沒有辦法清楚解說的部分，希望幫助大家瞭解現在有進步的醫療做爲後盾，可以更穩定心情、專注對抗疾病。

雖然一本書的篇幅有限，做爲一本家庭醫療保健工具書，我們盡可能讓內容豐富且完整；而回到我們的寫作初心，更希望這一本保健指南，能成爲您傳遞關心的一只載體，有時候幾句溫馨提醒、多一些不怕嫌煩的防癌建議，都有可能挽救親友的健康。

何謂低劑量電腦斷層掃描（LDCT）？

之所以稱之為「低劑量」，意指它的輻射量較低。和X光相較，傳統高劑量電腦斷層的輻射量相當於照一百次X光，而低劑量電腦斷層則降至不到三十次X光，甚至還有新機種為「超低劑量」電腦斷層，輻射值約只等於拍攝五到十次X光片。

對比國人在生活環境中接受到的天然輻射劑量（約一．六毫西弗）來說，低劑量電腦斷層掃描的輻射量可以說是相當安全，即使每年做一到兩次，一般人做到八十至一百歲也不會有太大問題。而除了檢測肺癌，低劑量電腦斷層掃描對於肺氣腫及支氣管擴張等吸菸常見病變也能協助診斷。

第 I 章

關於肺癌，你有這些疑問嗎？

01 時常咳嗽，是感冒、過敏、氣喘還是肺病？

有句臺語俗諺說：「醫生驚治嗽，土水師父驚抓漏。」顯示咳嗽對醫生來說，是個相對難纏的對手，不容易治癒。

其實咳嗽本身並不是件壞事，會出現咳嗽，就代表身體對吸入的空氣不適應，或有不乾淨、有害的物質需要排出，例如，吸入了一些刺激性物質或髒東西時，若不藉由咳嗽排出，就可能造成肺部傷害，進而衍生出發炎等問題。因此，咳嗽可以說是人體的一種保護機制，像有些中風或長期臥床患者，就因爲無法做出咳嗽的動作，而容易罹患吸入性肺炎。

出現咳嗽的原因可能是空氣不好、過敏，也有可能是疾病引發。比方進入了一個煙霧瀰漫的區域，倘若你很敏感，就會咳嗽；當你身體對某一類物質過敏，在吸入時也會咳嗽，像是吸到冷空氣、喝冰水等。常有些長輩會說，運動後不要馬上喝冰水，這是有道理的，因爲食道鄰近氣管，冰水突然進入食道，會間接刺激到氣管，造成劇烈咳嗽，有時甚至可能會誘發氣喘。

與疾病相關的咳嗽，像是肺部感染發炎時，白血球和細菌「作戰」後會產生很多的膿和痰，這些「髒東西」積蓄在肺部，必須要由咳嗽幫助排出，否則會對肺部造成傷害。又如，有腫瘤長在氣管或主支氣管處，也就是我們所謂的「中央型」肺癌，這類患者會因爲呼吸道被腫瘤阻塞，並引起更多的痰而導致咳嗽。有些肺癌患者則會發現，開完刀之後特別容易咳嗽，這是因爲支氣管結構被改變，所以變得比較敏感、常咳嗽。

很多時候，我們會分不清楚感冒、過敏、氣喘，以及肺病所出現的咳嗽症狀有什麼不同？可以參考下述說明先簡單鑑別：

感冒：上呼吸道感染，通常除了咳嗽外，還會合併有其他症狀，如發燒、頭痛、喉嚨痛、流鼻水等。一般不會呼吸困難，除非惡化成肺炎。

過敏：通常在特定時間或環境下發生，會咳嗽但不會發燒。

氣喘：發作時呼吸道變狹窄，除咳嗽外，還會出現頻率很高的「咻～咻～咻」喘鳴聲。好發於孩童期，有些患者長大後會慢慢改善。

肺病：包含肺部發炎及長腫瘤。肺部發炎除了咳嗽外，常合併發燒、呼吸困難及有黃膿痰。「中央型」肺癌會引發咳嗽，但「周邊型」肺癌則較不會，因此並不是有慢性咳嗽就是有肺癌。若咳嗽時間超過兩週未痊癒，建議應就醫檢查。

總之，咳嗽的原因很多，毋須太過擔心，也並非一定得用藥物去抑制，重點是在找出原因，才能從根本解決，當然若自己無法分辨原因或症狀持續未緩解，還是要盡快求助醫師。

02 咳血，是肺癌的症狀嗎？

我們常從電視、電影中看到劇中演員在咳血，直覺就是得了肺部的不治之症，且已病入膏肓。會有這樣的印象，大概可以回溯到過往一些知名文學作品所塑造的人物形象，如《紅樓夢》裡的林黛玉及《茶花女》中的女主角，均染上舊稱肺癆的肺結核，羸弱身軀加上時不時咳點血，加上文學塑造的美感，加深了一般人對病弱美女經常咳血的印象。在那個年代，像肺結核這樣的疾病無藥可醫，一旦感染形同絕症，時至今日，現代醫學有許多可靠的檢驗可幫助找出咳血問題，給予適當治療。

病人會咳血，代表肺裡有出血，除了可能罹患肺結核，也有可能是肺癌，尤其是「中央型」的肺癌患者。

不過現代常見的肺癌，以「周邊型」肺癌，也就是肺腺癌居多，咳血的症狀相對比較少見。

此外，支氣管擴張症患者也可能會咳血，主因是病患的支氣管排痰功能不佳，有痰的時候，管壁纖毛無法幫忙排出，導致痰液蓄積在呼吸道內，造成持續感染及發炎，而出現咳血情形。

醫師在診斷時，觀察痰液的特徵很重要，是否有異味、顏色及出血的特徵都是判斷依據。若是痰液裡只見一、兩絲血絲，通常沒什麼大礙，或許只是咳得比較劇烈，造成氣管或支氣管的黏膜受傷或太乾燥所致；顏色方面，看看痰是否變得黃、黑，或是鮮紅帶血，痰液帶血的話還要注意血量，而若出現黑血，常見是在肺部手術後，血慢慢止住，所以由鮮紅色轉爲黑色，患者會在術後一、兩天陸續咳出黑色的髒血，此時代表身體咳嗽功能還不錯，算是好事。

比較值得注意的是嚴重大量咳血的情形。

有些長期服用阿斯匹靈等抗凝血藥物，或凝血功能異常的患者，常會引起腸胃道出血或咳血，這類咳血量就會比較大，有時甚至會多到像一個飯碗之多。這種情形要非常小心，因爲患者體內可能堆積了相當多的血塊，血塊一旦堵住氣管、支氣管，嚴重時會無法呼吸，這類情況的危險是窒息死亡，反而非失血過多致命。

肺結核及支氣管擴張症患者也容易出現嚴重大量咳血。長期慢性發炎下，遠端支氣管管徑變粗，衝出的血流量極大，在大量出血時，往往是一大口、一大口的咳血，甚至出血量會溢滿單側肺部支氣管，一旦兩邊肺部支氣管全被堵住就無法呼吸了，恐造成生命危險。

03 學校老師常吸到粉筆灰，是肺癌高危險群嗎？

粉筆灰的顆粒，跟我們所謂的懸浮微粒比起來，算是粗的，其實不太容易進入到下呼吸道，而且粉筆灰非活性物質，目前從文獻來看，並沒有看到老師因爲吸到粉筆灰而容易罹患肺癌的現象。然而，雖然沒有醫學證據，吸久了，也不排除可能造成肺部傷害。

在我的門診中，確實有很多病人是老師，年齡介於四十到五十歲之間；但是根據觀察，主要原因是他們的危機意識較高，會主動做篩檢，進而診斷出肺癌。這群患者發現肺癌的比例和其他行業的人差不多，並沒有特別高，但因爲預防意識充足，顯然晚期發現的個案比例較少，根治機率因而較高。

至於有老師爲了避免吸入粉筆灰，改用白板書寫，必須注意白板筆含有揮發性物質，少量接觸還算安全，若是容易過敏的族群，最好還是要少用，避免刺激。

做家事常吸到灰塵，會成爲肺癌高危險群嗎？

在文獻中，較少看到灰塵和肺癌關係的研究報告，但已知灰塵會引起過敏、氣喘等呼吸道問題。

近來有人做檢測發現，使用掃地機器人清掃會造成PM2.5狂飆，檢測掃地機器人運轉十分鐘後，揚塵的濃度是背景值六倍，PM10和PM2.5的濃度最少也高出背景值兩倍，空汙濃度達到「紅色警戒」；而使用吸塵器時，後方氣旋所造成的微粒揚塵也會高達十三倍。

因此，使用這些家電要多注意，在掃地機器人運作時，盡量避免在附近場域活動；使用吸塵器時，避免站在排氣口後方，並且放慢移動速度，減少揚塵。通常吸力愈強、能吸較多灰塵的吸塵器，排氣量反而會愈多，愈容易造成揚塵空汙，在選購時可以多加留意。

空氣中的懸浮微粒、細懸浮微粒，受到地心引力影響會往下降，所以下層空氣通常相對上層更髒，在清掃時，口鼻盡量不要離地面太近，或是可以配戴口罩，避免吸到髒空氣。

05 抽電子菸會不會得肺癌？

電子菸出現的時間還不算久，研究時間不夠長，還不足以確認它和肺癌之間有沒有關係。

不過，根據我國食品藥物管理署做過的調查，隨機抽樣三十一件電子菸，就發現百分之百含有甲醛，百分之九十含有乙醛，另外也曾驗出八成電子菸含有尼古丁，有成癮及中毒危險。因此，從電子菸所含的致癌物質可以推測，引起肺癌、膀胱癌等癌症機率是高的。

電子菸的可怕就在它讓人誤以為是安全的。事實上，電子菸已被驗出至少含有四十一種有害化學物質，美國自二〇一〇年開放電子菸以來，造成的危害幾乎橫掃全美，通報嚴重肺部疾病案例已經破千，其中三分之二是十八至三十四歲的年輕人，死亡病例達十八人。

有網路謠言宣稱，「市售電子菸菸油大多不含尼古丁，使用也不會成癮，比吸紙菸安全」，事實上這是錯的。傳統紙菸每支尼古丁的含量固定，但電子菸所添加的尼古丁劑量卻完全是由使用者決定，若不知道尼古丁的毒性，又被添加的香料吸引，就可能吸入比一根紙菸高出數十倍的劑量。

此外，傳統紙菸依據品牌頂多只有濃、淡之分，電子菸卻可額外添加許多東西，如安非他命、大麻、海洛因等，甚至還有多種「口味」。依世界衛生組織資料，至少有一萬五千多種調味物質被用來製作電子菸，這些化學物質加熱後再吸入人體，長期使用所造成的損害可想而知，除了可能引起肺部慢性發炎，進而衍生成癌症外，嚴重時，還可能出現急性肺損傷，導致死亡。

06 年輕人的肺通常很強健，中老年人較易得肺癌？

癌症的形成是起於細胞內的基因變異，這個變異並非一時的，而是經過長時間演進，包括細胞受到外來致癌物刺激、免疫力隨年齡下降、基因出現突變等，理論上是年齡愈大，愈容易發生癌症。

就像道路，使用時間愈久，會開始出現一些坑坑洞洞，若未修補或修補不完全，很難再恢復原來的樣貌。我們的細胞也是一樣，所以臨床上，肺腺癌患者仍以五、六十歲族群居多，且大多一發現就是第四期，對於這個現象，醫界過去認爲是肺癌長得快的關係，但後來研究發現，其實病變過程是漫長的，尤其早期肺腺癌成長速度慢，通常一開始是〇．二、〇．三公分大小的病變，經二十到三十年後逐漸長成較大的腫瘤才被發現。

換句話說，有很多病人可能三、四十歲時就有結節或毛玻璃病變（Ground glass opacity, GGO）（詳見頁七十七），只是沒有發現，之後逐漸演變成晚期肺癌。另外，還有環境（如空汙）和遺傳因素的影響，就像我診間的病人，有不少例子是到最後全家人都來找我看診。原因就是遺傳因素所造成，可能爸爸或媽媽先發現肺癌，之後帶小孩來篩檢，結果年輕一輩也有肺癌，顯示出肺癌具有高度家族性。

臨床確實發現，有愈來愈多的年輕患者罹患肺癌，這些大多是經由個人或公司安排的健檢而發現。歸功於國人健康意識抬頭，愈早發現、治療效果愈好。

對於有肺癌、肺腺癌家族病史，或是經濟能力許可的民眾，我會建議在四十歲左右，至少接受一次低劑量電腦斷層掃描篩檢，瞭解自己的身體狀況，以便提早介入預防。

07 我的家人有肺癌，我會不會是下一個？

肺癌不會傳染，但是會遺傳。

所謂傳染是透過細菌、病毒傳播，當「人與人連結」接觸過於緊密時，遭到感染後生病；遺傳則是與基因有關，因著家族基因特性所帶來的疾病。像肺癌就有高度「家族史」關聯性，尤其華人具有特殊基因變異，有研究發現，親等愈近或在三親等內罹患肺癌的人數愈多時，其他家人得到肺癌的機率就愈高。

許多我的病人，也是先有一人發現罹患肺癌，之後安排家族篩檢，繼而發現家中也有人罹患，甚至有全家幾乎都患上肺癌的案例。

有一個家族讓我印象很深刻，十個兄弟姊妹有七個確診肺癌。當時，首先是其中一位來掛我的門診，確診後，陸續安排其他兄弟姊妹做檢查，沒想到最後竟有六位都因此抓出肺癌。這群手足長大之後並沒有住在一起，分散在國內外，顯見遺傳因素比環境因素大很多。

另外也有一個家族，是媽媽先發現肺癌，後來四個女兒也全都檢查出罹患肺癌。

有研究發現，當三親等內有肺癌家族史，若一人有肺癌，其他家人罹患肺癌風險增加一．五倍至兩倍；若兩人有肺癌，危險性增加到五倍。近年，中研院院士楊泮池教授帶領國內十七家醫學中心進行的「以低劑量電腦斷層掃描篩檢臺灣不吸菸肺癌高危險群之研究（TALENT）」，分析一萬兩千名個案之篩檢報告，根據初步觀察結果：姊妹中有人罹患肺癌者，其風險會增加百分之七十八；兄弟中有人罹患肺癌者，其風險增加兩倍；而母親罹患肺癌者增加百分之四十三；父親則無統計學上的意義；顯示肺癌有高度家族聚集傾向。

有肺癌家族史的民眾，我不建議做遺傳基因檢測，徒增心理壓力且沒幫助，最好是從四十歲開始定期做低劑量電腦斷層掃描，有助於早期篩檢出肺癌。倘若確診且須追加後續藥物治療時，可進一步及早檢驗，確認是否有上皮細胞生長因子受體基因突變，因爲國內肺腺癌患者大多具有此一特性，針對具EGFR突變的患者施以標靶藥物治療，效果通常不錯。

08 肺癌與性別有關係嗎？

是有關係的。肺癌有性別上的差異及關聯性，尤其是肺癌當中的肺腺癌，女性更是好發族群。儘管整體而言，目前肺癌人口還是男性多於女性，但兩性間的差距一直在縮減，拉得愈來愈近。

早期肺癌患者的男女比例是八十比二十，現在為五十五比四十五，幾乎快要打平。這個數據變化，主因來自吸菸人口的改變。過去肺癌大多發生在有吸菸習慣的人身上，但隨著菸害防治措施的推動，吸菸人口已大幅減少。反而看到不抽菸的肺癌患者，比例卻逐漸攀升，尤其不抽菸女性，罹患人數上升速度相當快，分析其中原因，目前醫學上認為與女性先天基因及荷爾蒙變化有關。

就統計數據來看，臺灣女性罹患肺腺癌不僅占比逐年增加，發病年齡也比男性更早，平均年輕達五歲。

中研院和臺大團隊進行的「臺灣癌症登月計畫」[1]研究中，鑑定出國內肺腺癌患者身上具有五種APOBEC[2]基因突變特徵，更發現六十歲以下、未吸菸的肺腺癌女性病患，高達百分之七十四都帶有其中一型特定的基因突變特徵，比例明顯高於男性。

這項重大研究成果，揭開了女性為何就算沒有吸菸，也容易招致肺癌上身的這個謎題。簡單來說，這是女性先天體質上的一項「弱勢」，就像體內自帶「引信」，即使不抽菸，也會因爲其他因素促成癌變，若有抽菸習慣或接觸環境二手菸，還會造成更嚴重的後果。[3]

此外，臨床上也觀察到荷爾蒙對女性的影響。

停經前女性罹患肺癌的比例，比停經後要高。同時亦有研究發現，得到乳癌的女性患者，比較容易得到肺癌，一般認爲是接受荷爾蒙治療的關係。

從這些現象可以看出，在女性容易罹患肺癌問題上，荷爾蒙也是一個關鍵因素；男性則相對沒有這些方面的問題。

女性是肺癌的高危險群，不僅罹癌年齡相對於男性較低，就算同樣都有抽菸(含二手菸、三手菸)，女性也比男性更危險，更容易得到肺癌。

因此要提醒男性朋友，爲了家人、朋友的健康，請不要抽菸，以免二手菸危害女性親友。

❶ 此為國際「癌症登月計畫」的一項研究計畫，由中央研究院與臺大及數個醫學中心等組成的跨單位研究團隊，為臺灣兩支參與計畫的團隊之一。該計畫旨在創建臺灣第一個大型的「癌症多體學巨量數據暨智識庫」，開發新穎癌症精準醫療策略。計畫中肺癌研究的部分，是以蛋白基因體技術建立臺灣早期肺癌病人相關大數據，進而找到不吸菸之肺癌患者可能的致病機制。研究主要有三個發現：一是肺癌和人體體內APOBEC突變特徵的關聯性高低，二是肺癌與致癌物的暴露有關；三則是找到一個從未被發現的新亞型肺癌，及其致癌基因突變的差異；這些研究成果有助於早期發現臨床潛在的高風險肺癌患者。

❷ APOBEC為核糖核酸編輯（RNA editing）酶家族，包含許多種不同的成員，其功能是對「RNA合成」進行特定的改變，使同一個蛋白質在不同器官中有不同功能，以應付複雜的生理需求。許多研究發現，當APOBEC功能失調時，容易引起癌症。

❸ 該研究成果〈以蛋白基因體技術深度解析東亞肺癌病患致病及惡化的分子機制〉（Proteogenomics of Non-smoking Lung Cancer in East Asia Delineates Molecular Signatures of Pathogenesis and Progression）發表於《細胞》（*Cell*）。

論文連結：https://reurl.cc/g2AAQQ。

09 肺癌與種族、文化或生活型態有關係嗎？

是的，肺癌有種族及生活型態的相關性。

依據全球肺癌人口分布來看，目前最多是集中在東亞、中歐及東歐，而在中非、西非等地最少。這樣的現象除了可以用人種差異解釋外，也和當地生活環境相關，例如，東亞向來有「世界的工廠」之稱，工業高度發展及空氣品質控制不良的情況下，空汙就可能是造成肺癌人數居高不下的因素之一。另外，與這些地區的吸菸人口也有相關性，抽菸人口多的地方，肺癌人數也較多。

然而，近年發現，東、西方的肺癌型態大不相同。

東亞地區的肺癌病患，不吸菸者多於吸菸者，且女性比例極高（其他地區的國家，女性不見得比男性高）。有研究指出，這與一種上皮細胞生長因子受體基因EGFR（Epidermal growth factor receptor）的突變有關。EGFR出現突變時，會促使細胞不斷生長、分化而形成癌症，甚至轉移到其他部位，最後導致病人死亡。

東亞地區肺腺癌患者有EGFR突變的比例高於西方白種人，如越南就有超過六成肺癌病人出現EGFR突變、臺灣則超過半數，而歐美卻僅大約不到百分之十五，顯示出肺癌的地域性及人種差異。

生活型態當然也與肺癌的發生息息相關。例如華人烹煮喜歡大火煎、炒，就會產生許多油煙，料理所產生的油煙，也屬於空汙的一種，這就牽涉到人們習慣的煮食方式，以及是否正確使用排油煙機。

根據臺灣癌症基金會二〇一六年的調查，臺灣女性肺癌患者三十年內增加四倍，其中百分之九十三不抽菸，且有五成患者生活與工作環境裡沒二手菸，懷疑廚房油煙就是一大元凶。

而過去以爲肺癌與飲食關係不大，現在卻有愈來愈多研究證實，食品添加物、防腐劑等長期累積，都會破壞身體基因而衍生成爲癌症。已經知道飲食不只是直接和胃癌相關，其實與肺癌也有關聯，因此日常飲食還是要以自然、新鮮、原型食物爲主，才能長保健康。

10 得過肺癌的人，會是新冠肺炎高危險群嗎？

近年（自二〇一九年至二〇二二年）新冠肺炎疫情肆虐，大家都很關心肺癌患者會不會成爲新冠肺炎高危險群。

這個議題先前有人做過研究，後來發現兩者間並無相關性。原因是新冠肺炎的直接危險因子爲飛沫和接觸感染，肺癌患者和其他人一樣，如果沒做好防護，都有很高的感染風險。

然而，肺癌患者本身因免疫力較差（不只肺癌，所有癌症病人都是），尤其正在接受化療或放射治療的患者，一旦確診感染新冠肺炎，病情嚴重性、併發症嚴重性及死亡率等都會比較高。

因此我會建議，包含肺癌病人在內的重大傷病族群，都應該接種新冠肺炎疫苗；而除了接種疫苗之外，疫情流行期間，也要更加注意個人防護，避免出入公共場所，降低感染風險。

事實上，我也看到肺癌患者因爲自知免疫力較弱，會對新冠肺炎疫情更謹慎、小心因應，像這陣子來我門診的病人中，許多人及早打了疫苗，還有人穿整套「太空裝」來，因爲這樣謹慎的態度，反而降低感染率。

因此，若是擔心感染新冠肺炎或是感染後的後遺症，關鍵還是在加強個人免疫力，及確切做好防疫措施。

相反的，有人問：得到新冠肺炎的人，往後罹患肺癌的機率高嗎？

這個問題目前沒有答案。畢竟新冠肺炎疫情才剛流行沒多久，還沒有足夠時間去觀察它對人們健康的長遠影響。

就我的思考與判斷，感染新冠肺炎的患者，因爲肺部功能會遭到破壞，日後有衍生癌變的可能，當然這還有待未來更多的研究追蹤驗證。

11 爲什麼早期肺癌不容易發現？

肺癌的晚期發現造成致死率高是個嚴重的問題。然而，爲什麼早期肺癌不容易發現呢？就目前觀察到的現象可歸納出以下幾個原因：

一、肺癌早期沒有症狀，只有靠篩檢才能發現。

二、篩檢方式一般人很陌生，檢驗儀器也還不夠普及。由於目前唯一有效的早期肺癌檢查工具是低劑量電腦斷層掃描，但只有到大型醫院才能做這項檢查，不像其他疾病可以用超音波、抽血等較普及的方式來檢測。

三、篩檢費用健保未給付，一般民眾需要自費（二〇二二年七月一日以後，符合條件之高風險族群享有公費篩檢補助）。

基於前面幾項原因，早期肺癌不容易被發現。

而根據我近年來的觀察，大眾對肺癌的防治意識有逐漸提升。在各界的宣導之下，許多人即使自費也願意做篩檢，有些縣市更自行編列預算，讓特殊族群做篩檢，這些努力都使肺癌的早期發現率較過往增加許多。

同時，由於愈來愈多證據顯示推動低劑量電腦斷層掃描篩檢的重要性，衛福部國民健康署已宣布具有肺癌家族史，爲五十到七十四歲男性或四十五到七十四歲的女性，其父母、子女或兄弟姊妹曾診斷爲肺癌的民眾；或是具重度吸菸史，年齡爲五十到七十四歲民眾，其吸菸史達三十年且每天抽一包以上，有意願戒菸或戒菸十五年內者，將提供每兩年一次的篩檢補助，希望藉此提高肺癌早期發現的機會，並降低死亡數。

詳細內容，可參考國民健康署公布的「肺癌早期偵測計畫」[4]。

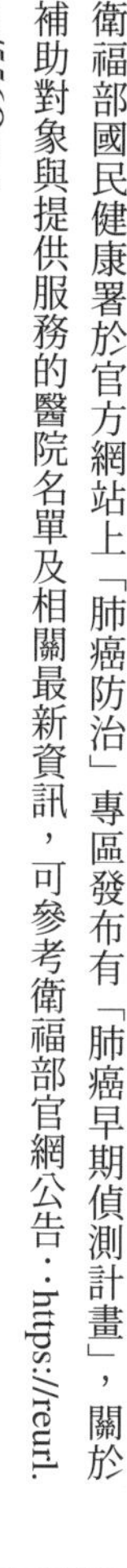

[4] 衛福部國民健康署於官方網站上「肺癌防治」專區發布有「肺癌早期偵測計畫」，關於補助對象與提供服務的醫院名單及相關最新資訊，可參考衛福部官網公告：https://reurl.cc/556Ozz。

12 定期做胸部X光檢查，可以早期發現肺癌嗎？

許多人誤以爲胸部X光可以照出胸腔內各種異常。因此，臨床上看到非常多案例是，明明才剛做過胸部X光，檢查都正常，卻被宣判罹患肺癌，令患者錯愕不已。

以X光做檢查，雖然輻射較低，方便又便宜，卻是2D平面顯像。以胸部X光來說，檢查時最多從正面、側面拍兩張，因而有許多限制和死角。除了太小的腫瘤照不出來外，胸部、腹部重疊器官多，若腫瘤剛好長在骨骼或某個器官的後面，很容易被遮蔽，就可能因此遺漏，沒有檢查出來。

一般來說，X光的死角高達三成，能夠稍微看清楚的地方只有七成，這是相當「致命」的問題，許多時候，躲在死角的肺癌可能都四、五公分大了，X光仍不容易發現。畢竟人體是3D立體的，在胸、腹部裡有太多器官是交疊在一起的（肺臟、心臟、骨骼、橫膈膜、肝臟、胃等都是重疊的），從X光2D影像無法區隔，也看不清楚死角位置；如果運氣不好，腫瘤就剛好長在那重疊的百分之三十的部位，就有很高機率看不到，錯失及早治療的時機。

胸部X光	低劑量電腦斷層掃描（LDCT）
通常只能看出大於2公分以上的腫瘤，且毛玻璃病變看不出來。但對肺癌來說，這個大小已有非常高的機率會轉移，影響整體預後。	每0.1公分切一張，整個肺部可切到400張，所以只要大約0.3公分的結節就可以看到，讓肺癌確診時間點（分期）大幅往前移，患者能有更好的治療成效。

表2 **胸部X光vs.低劑量電腦斷層掃描（LDCT）**

早期經常有健檢中心發生相關的案例，患者做過胸部X光沒看出異狀，後來卻發現確診肺癌，衍生許多醫療糾紛。

臺大醫院健檢中心針對肺癌項目，近年也已取消胸部X光檢查，改以LDCT做篩檢。當然，胸部X光還是有其他的醫療用途，例如來到我門診的病患，如果已經很喘、病情很顯著時，就會安排照X光來進行診斷及收住院，只是用於篩檢早期肺癌，X光是不適合的。

許多醫學實證已顯示，不論是定期或不定期做胸部X光檢查，都無法降低肺癌死亡率，也就是這項檢查對於肺癌防治完全無效。目前唯一證實能有效揪出早期肺癌的，僅有低劑量電腦斷層掃描篩檢，在歐美有非常多研究數據發現，高風險族群定期接受篩檢，五年存活率可增加百分之二十、十年存活率增加百分之二十六。

對抗肺癌最重要的關鍵就是要早期發現，肺部低劑量電腦斷層掃描約可比胸部X光提早五到十年發現肺癌，幫助我們在肺癌早期、腫瘤還很小的時候就「攔截」下來，治療成效會差非常多。

根據統計，如果能早期發現，第一期肺癌的五年存活率可高達百分之九十以上，第二期肺癌也有百分之六十以上，甚至到此都仍有機會根治，一旦到第三期、第四期才被發現，通常就拖不過兩年了。

所以我一再提醒民眾，不要誤以爲胸部X光檢查沒事就可以安心，有抽菸史或直系親屬罹患肺癌的高危險群，應及早做低劑量電腦斷層掃描檢查，倘若忽略了篩檢，腫瘤大到開始會轉移，可能就得面臨一路治療到生命終點的處境，不僅飽受病痛之苦，存活率也很低，徒留遺憾。

13 目前最有效的肺癌篩檢方式爲何？

適合做爲疾病的篩檢工具，需要符合以下幾個特性：

非侵入性：因爲要定期做，安全性很重要。

價格合理：愈便宜愈好，接受度較高。

操作容易：方便執行。

就肺癌來說，胸部X光已經證實無效，能被X光照出的肺癌，都已經大到第四期了，所以幫助有限；抽血檢測癌指數，準確性和敏感度都不足；超音波也沒辦法做，因爲肺部有空氣，超音波難以穿透。

至於磁振造影（MRI）和正子斷層造影（PET）不是不行，但都比低劑量電腦斷層掃描貴，且各有缺點，磁振造影對於肺癌初期的毛玻璃病變影像看得不夠清楚，正子斷層造影則有輻射線偏高及費用昂貴的問題。

因此，目前唯一經證實安全有效的肺癌篩檢方式，就是低劑量電腦斷層掃描。不僅輻射劑量低，更因能照出小至〇．三公分左右大小的早期肺癌病灶，有效提高存活率。

二〇一一年，美國做的一個大型臨床試驗，將五萬多名抽菸者分爲兩組，一組每年做低劑量電腦斷層掃描檢查，另一組只做X光檢查。結果發現，低劑量電腦斷層掃描組的五年存活率，平均提高了百分之二十。

後來，荷蘭和比利時合作進行了一個一萬五千人的試驗，同樣是將吸菸者分兩組，其中一組定期做低劑量電腦斷層掃描，而對照組沒有做任何篩檢，經追蹤後發現，兩組的十年存活率差距，高達百分之二十六。

這兩項研究數據告訴我們，對於吸菸者這樣的高危險群，定期做低劑量電腦斷層掃描，將可增加存活率百分之二十至二十六。因此各國政府和醫界，現在也大力推動高危險群定期做低劑量電腦斷層掃描檢查。

然而，必須注意的是，低劑量電腦斷層掃描適合做爲篩檢工具，卻不適合拿來做罹癌後的追蹤。因爲它的影像雖有放大效果，卻會失真，無法用來判斷腫瘤結構或大小是否改變，或是否轉移至淋巴結或其他器官，容易造成誤判。目前醫界對於癌後追蹤，多半使用一般劑量的電腦斷層（CT），甚至合併使用顯影劑，讓影像更清楚。

14 肺癌與基因突變相關，需要提前做基因檢測嗎？

隨著醫學科技愈來愈進步，現在確實有非常先進的基因檢測技術。基因檢測可以把人體細胞兩萬多個基因全都找出來，再透過比對蒐集到的大量人種數據加以分析，來判斷疾病（包括癌症）發生率，讓你瞭解自己的罹癌風險，以及是否帶有遺傳性癌症基因突變等。

但這種檢測費用高昂且耗時，現階段多以研究用途爲主。

預防型基因檢測，最有名的案例就是好萊塢女星安潔莉娜・裘莉（Angelina Jolie）。多年前，她在知道自己帶有乳癌致癌基因BRCA1及BRCA2基因缺陷及家族史後，毅然決定切除雙乳，以降低罹癌風險。如此激進的「預防性」做法引發各界高度討論，醫界也並非全然認同。

在我看來，進行預防型癌症基因檢測，「預想」自己幾年後可能會有癌細胞長出來，徒增心理壓力，實非必要。若僅是知道自己帶有癌症基因，也改變不了癌症發生率；倒不如定期做篩檢、維持良好生活習慣、避開外來致癌物，才是更有效維持健康、降低罹癌風險的做法。

一滴血驗癌症，可行嗎？

有些新聞或廣告寫著「只要五毫升的血液，經過一個半鐘頭，即可透過血液檢測，發現癌細胞是否存在體內」，這類「一滴血驗癌症」的方式，也是屬於一種預防性檢測。

抽血驗癌，是從血液中尋找是否帶有腫瘤細胞DNA片段，來判斷是否罹癌，研究者認為可以「搶先」在癌症發生前或癌症早期，也就是影像檢查都還看不出來的階段就介入，檢驗方式相對簡單，有助於早期發現、早期治療。但就目前的技術來說，這類檢測在特異度與敏感度上都不理想，常引發檢查民眾的恐慌，使用時必須非常謹慎。

15 肺癌有疫苗嗎？

肺癌截至目前（二〇二二年）還沒有有效的疫苗，但醫學界一直都沒放棄對肺癌疫苗的研究。

通常疫苗的研發會考慮到投注成本與效益。目前已開發出疫苗並運用的，大多是病毒感染引起的疾病，例如子宮頸癌、肝癌，或是現在流行的新冠肺炎等。研發這類疫苗，只要能製造出對抗病毒的抗體，形成人體保護力，就是有效疫苗，對廠商來說，開發效益較高。

肺癌因爲發生時程長且族群分散，在臨床試驗上，很難證實疫苗的有效性。十多年前，有藥廠在國內進行臨床試驗，針對開完刀的二、三期肺癌患者，嘗試分離出他的癌細胞，再打回體內來刺激免疫力，觀察能否預防復發。結果很可惜，做到第三期，最後還是證實無效。

另外，針對無法開刀、化療效果也不好的3B至3C期或第四期肺癌患者，也曾經有試驗案例，藉由打回一些抽取物，刺激身體免疫反應，進而對抗癌症。這原理類似日本相當知名的「蓮見疫苗」，屬於一種自體細胞免疫療法，將病患的血液進行分離，再將當中的自然殺手細胞（Natural killer cell）於體外培養，藉此強化、訓練、刺激其免疫細胞，最後輸回患者體內。這等同於是一種疫苗的概念，國內在「特定醫療技術檢查檢驗醫療儀器施行或使用管理辦法（簡稱「特管法」）」開放後，特定病人也能實施，不過療效有限，成功案例仍屬個案。

長遠來看，隨著醫療與科技持續進步，未來仍有機會研發出肺癌疫苗。只是現階段而言，還是得以加強篩檢、早期診斷來提高肺癌治癒率。

16 「肺炎」、「肺癌」和「肺腺癌」有何因果關係？

肺炎和肺癌是兩個不同的病。

肺炎爲肺部發炎，分爲急性和慢性。急性肺炎常見是微生物感染所引起，包含細菌、黴菌或病毒的感染，這種肺炎惡化迅速，且致死率高，因爲致病細菌或病毒侵入人體後，會在短時間內引起肺部細胞大量破壞，使肺功能喪失，讓人體無法進行氣體交換，最後導致全身器官缺氧、壞死。

另外還有慢性的肺炎，像是長期抽菸的癮君子，吸入有害氣體及致癌物質，久了之後，肺部長期慢性發炎，導致肺功能變差，甚至也有可能到最後演變成肺癌。

肺癌是細胞出現突變。癌症的發生，來自身體細胞出現變異。細胞長期受到致癌物破壞，可能有一天會造成細胞基因突變、產生癌症。我在解釋肺癌的發生時，常比喻說，就像自己的小孩原本品行良好，但在成長過程中，受到外在因素影響，產生偏差行爲；癌症其實就像這樣，它不會突然之間發生，而是受到長期不良影響，漸漸進產生壞細胞，最後演變成了癌症。

有統計資料顯示，長期肺部的慢性發炎，是造成肺癌的重要因素之一，所以肺炎與肺癌，兩者間具有因果關係。

至於**肺腺癌**，是肺癌的一種，且是目前占比最高、最多人得到的肺癌類別。得到肺腺癌的人數，約占肺癌總人數的百分之七十至八十。此外，肺腺癌的特色是，發生原因和抽菸沒有明顯關係，在臺灣不抽菸的肺癌患者中，百分之九十都是罹患肺腺癌，尤其好發於女性。

—肺纖維化—

很多人知道，肝病病人有「肝炎↓肝纖維化↓肝癌」三部曲，其實肺炎病人也一樣。

當肺慢性發炎時，長期暴露於發炎環境的傷害下，會留下「疤痕」，這就是所謂的纖維化，就像皮膚上的皺紋，較深的就不可逆了。

疤痕累積久了、多了，不僅影響肺功能，也可能成爲癌症。

此外，肺癌也和肝癌一樣，不是每個病人都會經過纖維化過程，可能直接從慢性發炎就跳到癌症，就像很多肺腺癌病人的肺看起來都好好的，可是裡面卻長了癌症，導致不容易防範。

17 檢查發現「肺結節」該怎麼辦？

肺部檢查出現異常影像時，大於三公分的稱爲「腫塊」，小於三公分的叫做「肺結節」，在X光片上通常就是呈現白或灰色的點狀陰影。

一般來說，五十歲以上的民眾，有三分之二的人都會找到「肺結節」，且年紀愈大找到機率愈高，甚至一次找到二、三十顆的都大有人在。

這其實就很像我們的皮膚隨著年紀漸長，多多少少都會有一些疤痕般，不一定都有問題，而是必須依結節的大小、型態等來做進一步判斷，才能知道到底是惡性腫瘤、良性腫瘤、感染發炎，或僅是過去曾經發炎過後所留下的「疤痕」而已。

結節的型態大致分爲「實心」及「非實心」兩種，前者在X光片或電腦斷層上是

結節大小	後續處置
<0.6公分	追蹤觀察即可，每半年到一年做一次LDCT。
0.6~0.8公分	每三到六個月以LDCT追蹤檢查一次，若有變化（結節變大，或非實心結節之實心比例增加）就要進一步切片或開刀處理；若無變化就持續追蹤觀察。
>0.8公分	可能有長大或轉移風險，須找胸腔專科醫師評估，必要時進行切片或開刀切除。

表3 **肺結節檢查結果及後續處置**

呈現顏色極白的小點，小的實心結節偏向是發炎後留下的疤痕，大的就比較可能會是肺癌；而後者則呈現較灰白、霧霧的樣態，所以也被稱爲「毛玻璃狀肺結節」。毛玻璃狀肺結節有八、九成機率是癌症，只是還在癌變初期的階段，尚不會發生轉移，當然也有可能只是比較嚴重的發炎或結疤，都還需再做密切追蹤，甚至切片檢查才能加以判定。

不論是實心或非實心的「肺結節」，臨床上都會視其尺寸大小及特徵來做爲後續處理之依據。但因結節特徵的判讀非常專業，一般民眾及非專科醫師不易判斷，因此我只用結節大小做區別，製成簡化的表格，讓讀者可以簡單瞭解的處理原則。（參考表3）

大部分小於〇．八公分的「肺結節」不是肺癌，民眾在健檢時若發現有結節先別驚慌，先透過追蹤檢查觀察其變化即可。

倘若一段時間後，結節變小或消失，那麼就可以判定只是發炎，或是肺炎感染後所留下來的疤痕；如果結節變得更大、更明顯時，才需要考慮是否有惡性的可能。但即使如此，肺結節這個階段，仍多屬於疾病早期，還來得及做相關處置，配合醫師做後續觀察或治療，都有很大機會可以根治。

18 肺癌細胞容易轉移到哪些器官？

肺癌細胞第一個容易轉移的地方很可能是淋巴結，如果淋巴結擋不住，就會繼續往外擴散，常見的組織包括有肺（同側或對側肺葉）、骨骼、腦部、肝臟，以及腎上腺等。

容易轉移到這些地方，除了位置比較鄰近外，也和骨髓、腦部、肝臟這些器官的血流量較大有關；因此相對的，在腎臟、乳房、腸胃、皮膚及肌肉等部位，就比較少見「被轉移」。

肺癌出現轉移時，侵犯各個部位的順序並不一定，也不是都會發生。唯比較嚴重的是腦部的轉移。若出現腦轉移，傳統化療藥物就使不上力（因大腦有特殊屏障，許多藥物到達腦部的濃度較低），必須採取放射線治療，通常患者預後會比較差，可能有生命風險。

評估肺癌是否已轉移，有幾項檢查一定會做，如利用電腦斷層掃描或核磁共振進行腦部偵測，還有骨骼掃描，以確認是否有骨轉移，另外再加上電腦斷層，從胸腔做到腹腔，確認肝臟及腎上腺的部分。

如果還要更精細，可使用正子斷層造影掃描全身，利用癌細胞喜歡葡萄糖的特性，將葡萄糖及同位素打入患者體內後，觀察是否有葡萄糖代謝特別多的地方，來分析癌細胞跑到哪些器官。

原則上，腫瘤愈大轉移的機率愈高，在一公分以下者，轉移機率不到百分之一，此時不需要做全身性評估；一至兩公分者，轉移機率約爲百分之十；二至三公分時增至百分之二十至三十；若到了三公分以上就要謹愼注意，轉移機率將高達三分之一以上，一定得做相關檢查和評估。

19 肺癌一定要開刀嗎？

肺癌要根治，最有效的方法是開刀切除。

尤其對於3A期以前的早期肺癌患者，接受手術比較有根治的機會；太晚期（如3B期、3C期或第四期）的話，並不一定有辦法開刀，即使開了也切不乾淨。

但是患者能不能開刀或是需不需要開刀，除了看期別，臨床上也會評估腫瘤的大小、惡化速度和患者年紀及心肺功能等條件，來採取不同的對策。

舉例來說，結節大小是風險指標之一，小於〇．六公分的結節，即使看起來像肺癌，也不一定要開刀，先追蹤觀察即可；而如果是風險較大、大於〇．八公分以上的結節，也會視患者年紀與身體狀況來評估開刀風險及必要性，對高齡虛弱患者可以先觀察，但年紀在五十歲以下，醫師評估認爲身體相對健康的患者，就會採取較積極措施，以避免長遠後患。

上述這些處置方式雖然有所謂的「臨床指引」[5]做爲參考依據，但腫瘤的長大速度或變化沒有一定的規律，肺癌的長大或擴散常是「跳躍式」的，一旦有變化，可能會在短時間內迅速發展，不僅每個人狀況不同，也絕對不是長期追蹤沒變化就沒事，必須由醫師隨時依據病情做「滾動式調整」。

我曾經有位六十多歲的女性病患，剛開始發現時是小於一公分的原位癌，理應沒有轉移的可能，但某日她卻突然覺得骨頭痠痛，一度以爲是得了乳癌，沒想到檢查之後竟發現是肺癌的骨轉移。

還有另一位患者，本身是醫院護理長，檢查出有〇・八公分肺結節後，本來想以電腦斷層掃描追蹤，「和平共處」就好。後來因爲看了太多癌症病患，覺得體內有這不定時炸彈，壓力實在太大，追蹤七、八年後終於決定開刀拿掉。結果術後一化驗，竟證實罹患肺腺癌，慶幸逃過一劫。

現在的肺癌手術相當發達，傳統開胸手術已被胸腔鏡微創手術替代，透過電腦斷層影像導引，切除範圍既精確、傷口又小，通常手術後一至兩天就能出院，復原迅速，因此我會建議早期肺癌患者，若狀況允許，仍應以手術為優先考量。

在醫病共同決策的時代，可以和醫師討論最適合自己的治療方式，不需要太過害怕或是忌諱開刀。

---

5 臨床指引（Clinical practice guideline, CPG）為一種整理醫學文獻的研究報告，透過系統性方法發展出臨床建議，用於協助健康照護者及病人，對特定臨床狀況做出適當的醫療照護決策。唯實際應用仍需依據病人個別狀況做判斷。

20 肺癌是「絕症」嗎？

在醫學的進步之下，我們現在已經不需要把肺癌看作是絕症。肺癌如果能在最初期就診斷出來，並妥善加以治療，治癒率幾乎可達到將近百分之百。

所謂的治癒率，一般是以五年存活率來看。這並不是說患者只能活五年，而是經過治療後，五年內沒復發，就可以算是根治了。

當然也有少數案例，隔了六、七年後又復發。通常會復發的肺癌病人，期別以二、三期以上爲多，或是發現時的腫瘤就已經很大。如此即使追蹤過了五年，也須謹愼監控。

根據目前統計，1A期（腫瘤三公分以下且未轉移者）肺癌患者，在臺大醫院的五年存活率可達百分之九十四，全國平均也高達百分之九十。

因此，我們可以論斷，肺癌的預後好不好，就是要端看發現的時間。若是能在

1A期以前，包括1A期和原位癌，在這個階段就能根治的話，不僅存活率高，往後也比較不會復發。

然而，即使是第四期的患者，有非常多的藥物和治療方式可選擇。此外，肺癌的種類也分成很多種（小細胞肺癌、非小細胞肺癌等），差異性很大，即使同爲四期，每個人的狀況還是不盡相同。

臨床上我們也看到有第四期的病人，光是以標靶藥物治療，就順利維持了十至十五年，雖然風險高，但並非絕症。尤其現代醫學進步，請不要放棄希望。

第II章

疾病不遠，肺癌真實病例

CASE 01

貴人提醒，改變我的人生下半場

● **林志潔**（四十七歲）

財經科技法律專家，現任陽明交通大學特聘教授、金融監理與公司治理研究中心主任。同時也是性別平權推動者，更身兼司改會國是會議委員、中央廉政委員及金融消費評議中心董事長，人稱「科法女王」。因接受LDCT篩檢發現罹患第一期肺癌。二〇一四年術後迄今都沒有復發。

我在四十歲那年，意外診斷出肺腺癌，當時是第1A期，手術切除了右邊三分之一肺葉。

當初會發現罹癌，是學校長官陽明交通大學科技法律學院創院院長劉尚志教授鼓勵全院同仁去健檢，他特別提醒大家要加做LDCT掃描，我因而自費加做了這個項目。

在此之前，我從沒聽過LDCT這項檢查，更加沒想過，沒有任何誘發因子的我需要檢查，以爲有照胸部X光就足夠了。

結果，竟在右肺葉上方發現一顆〇．七公分的結節，事後再經追蹤、切片、全身骨骼血液掃描等一連串檢查，證實爲惡性腫瘤。

以爲與肺癌毫無交集

對於一個不抽菸、不下廚，而且沒有家族病史的人而言，這結果讓我大感訝異。先前曾因子宮卵巢問題動過兩次手術，自覺罹患生殖系統疾病的機率應該比較大，卻不曾想癌症居然找上肺，有種被天上突然掉下來的意外砸中之感。

但我也已感到相當慶幸，能夠早期發現並接受手術，追蹤迄今八年未復發，連重大傷病卡也已經被取消。

生病時，我向一些醫師諮詢並看了相關專業書籍得知，肺腺癌成因不明，會發生於不抽菸的女性，而這些人有項共通特質是：好發於自我要求高的成功女性。

陳醫師曾交代我說不要太勞累，我回說：「我不覺得累啊！」結果被陳醫師點醒：「不覺得累可能就是你生病的原因啊！」

確實，罹癌這件事並非純然意外，它是有因果關係的，你怎麼對待自己的身體，它就會怎麼回報你！

我還年輕，疾病爲何找上我

我從臺大法律系第一名畢業、第一名考進法研所，之後取得公費留學資格，在美取得博士學位，回國後扛起交大科法學院的建院計畫，得了三次傑出教學獎，成爲交大的榮譽教師，一路走來，我都是全心投入，而且將利他擺在利己前面。

法律人性格讓我有著高度抗壓力及堅強意志力，而且我很享受成爲「中流砥柱」的感覺，也習慣「享受別人的依賴」，有種身爲女王的成就感。

其實過度的勞累，已經埋下變異的徵兆。

觀察腫瘤的生長速度，我的腫瘤是以每年〇．二到〇．三公分的速度增生，回溯起來，剛開始變異的時間大約是在二〇一一年。

那是我人生最低潮、情緒最緊繃、身心壓力最大的時候，留學返國後諸多事務方興未艾，忙著寫論文、教書、協助建院；而家庭這頭，生育兒子之後身體沒有復元，要照顧幼兒，又要衝刺學術發表和擔負行政責任，常常忙不過來。

嚴格的家父總是指責我對家人或兒子「不夠好、不夠用心、不夠關懷、不夠支持」。當時的我，母職與個人理念的衝突像千斤頂般，日復一日重重的壓在我身上，讓我幾乎要倒下。

記得有一天開車回家時，我甚至覺得全身有一種血液酸腐，就要衝破血管的感覺……，身體或許就是那時產生了變異。

高度自我要求加上難以掙脫的外在壓力，我認爲縱使癌細胞是我本身帶有基因，但之所以這麼早被誘發出來，也是有原因的。

自我調整，不必事事一百分

生這場大病，讓我重新檢視自己的生活。坦白說，過去的我，每天行程一個接一個，我常笑稱「行程比立委還要滿」，沒有留給自己絲毫停留或喘息時間。

現在，我會刻意在行程之間預留轉換空檔，讓自己可以喘口氣，吃吃小點心、喝杯咖啡，去逛一下書店或者散個步，再繼續下個行程。

飲食上，改變了過去三餐胡亂吃、一忙起來就不吃的壞習慣。目前未刻意忌口，盡量多樣化，並少量多餐（有食道潰瘍的關係）、慢慢吃、享受每一口食物的滋味。

我做事的速度沒有調整，但生活速度放慢許多。我依然熱愛教學、研究，依然投注心力在法學的國際化與實務接軌，二〇二〇年九月還兼任了金融消費評議中心的董事長。

但現在的我知道，要把更多心力放在自己身上，才能長久維持健康。

從前我極爲在乎外界評價，總是將別人說的話做爲評價自己的指標，也期待能得到他人讚美；現在我會比較淡然、懂得放過自己：做女王就是要當自己的主人，不必事事做到別人期待的一百分。

此外，從前我也一直在支撐別人，支撐組織、支撐社會、支撐家人、支撐丈夫、也支撐學生和孩子，感覺就像把自己定位成不可或缺的國家棟梁。直到生病後才發現，我自己也需要支撐，學習放下、學習不要掌控每一件事、學習不要讓無關或不在乎的人和事來造成自己的壓力，適度尋求友情、愛情和親情的支持，多愛自己一點，讓身和心好好相處，這樣才不會又走回細胞變異的路上去。

投入公益，宣導早期篩檢

我現在工作依舊忙碌，但調整了生活態度。懂得身心平衡後，身體反而比罹癌前更好，可能因爲較重視保養的關係，連感冒都幾乎很少，不像以前時常犯支氣管炎，有時嚴重到整個禮拜都沒聲音。

至於病情追蹤部分，目前也只需要一年回診一次，其餘生活上都沒有太大影響，能夠早期發現真的相當幸運。

儘管失去了部分的肺，但我對生命仍抱持熱忱和希望，所以我也樂於投入公益、擔任志工，跟大家分享自身經驗，期待能讓更多人重視健檢與癌症的早期篩檢。

總結一句，這場病對我來說，是人生意外但也是最大的祝福！但願大家都珍愛自己，好好生活！

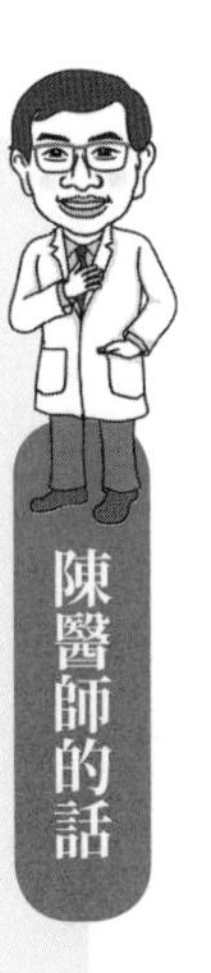

陳醫師的話

志潔老師自身的特質，以及她的生活和工作型態，就好比一般大家戲稱的「人生勝利組」：大學教授、社會菁英，不抽菸、不煮飯，而且沒有家族肺癌病史。

按照客觀條件來推想，她這輩子應該與肺癌是兩條平行線，永遠不會碰在一起。但是肺癌的威脅，就是會無聲無息的落在任何人身上。

志潔老師很幸運的是，剛好有人生中的貴人，提醒她做低劑量電腦斷層掃描肺癌篩檢，意外發現1A期的早期肺癌，並且勇敢接受手術，也因此順利根治。

罹患1A期肺癌並不是惡夢的開始。微創手術治療簡單、恢復快速，存活率及根治率都超過百分之九十，很快就可以回到原本的生活及工作。

因此，我很誠心的敦請大家成為自己及別人的貴人，提醒身邊好友定期接受低劑量電腦斷層掃描肺癌篩檢。即使篩檢找出小病變也毋須擔心，我們可以像志潔老師一樣，把意外當作上天善意的提醒及祝福，讓我們更加珍惜身體，珍愛生命。

CASE 02

我們「一家」竟都成了國中同學的病人

● **陳斐紅**（五十五歲）

家中長女，於二〇一七年健檢時意外發現肺部異常，追蹤一年後開刀切除。

因著自己的案例，提醒親友接受LDCT篩檢，不料，家族中包括三位手足、甚至手足的另一半，以及最晚發現的父親，其實身上都已有肺癌病變卻不自知。幸而家人都發現得早，均獲得適當治療、穩定控制。

我和陳晉興醫師是國中同學，我們打小認識，卻沒想過有一天會成為他的病人！

二〇一七年，我做了LDCT檢查，在右肺發現了兩顆分別為〇．六和〇．七公分大小的結節，拿著健檢報告去請教「老同學」時，陳醫師認為可以先追蹤看看。

一年後，結節大小雖未變化，但因屬於毛玻璃樣態，有惡性的可能，在陳醫師建議下，接受了手術切除，事後證實果然是惡性腫瘤無誤。

手足四人與父親，篩檢揪出家族遺傳

手術住院時，是小妹來陪我，她參與了整個過程，看到外表全然無恙的我，居然會確診罹癌，感到相當意外與害怕。

沒多久，她和大妹、大弟三個都陸續到醫院報到，自費做LDCT檢查，結果小妹在左肺找到兩顆〇．六和〇．七公分的結節，大弟找到一顆〇．八公分、大妹也找到兩顆〇．四和〇．五公分的結節，甚至連大妹的先生也是一照就發現一顆一．五公分的結節，最後夫妻倆還同一天住院開刀，方便家人一併照顧。

我家四個兄弟姊妹，在這三、四年間，先後發現肺部病變，並做追蹤及手術。小妹追蹤了一、兩個月觀察結節變化，後因和我一樣同爲毛玻璃狀病變，保險起見也接受了手術切除；大妹檢查後觀察追蹤了三年，隨後腫瘤變大且增爲四顆，便在二〇二一年中開刀切除；大弟則在檢查隔月就開刀，但他的病況最樂觀，切片結果僅爲癌前病變。

這一連串事件的發生，證實我們的肺癌是家族性遺傳所致，但我們全家都不把它當作是「厄運」降臨，反倒覺得相當感激，因著我的早期發現，而讓手足有了警覺，目前大家對於病情控制都很安心、也不害怕，只要每半年或一年持續做追蹤檢查即可。

而年逾八旬的父親，在我們之後也跟著做了LDCT檢查，發現肺部有癌變且已轉移，雖較晚期，但接受標靶藥物控制，治療效果也很好，副作用少，維持不錯的生活品質。

肺癌可能就在你我身邊

在確診罹患肺癌之前，我從未想過自己有天會成爲癌症病人，但它真實發生了，所以生病之後，我常「雞婆」的鼓勵身邊親友、鄰居、同學快去做LDCT篩檢，還真的沒料想到，肺癌的發生率如此之高，除了我們一家人外，堂弟媳以及好幾位鄰居也都在我之後揪出肺癌病灶，顯然肺癌其實離我們每個人都很近，且在不經意間就會找上來！

曾經有次家庭聚餐，我們一桌十人中，就有八人有癌症病史（好嚇人！），甚至我陪朋友去看醫生，無意間聊起肺癌的事，沒想到看診的腎臟外科醫師竟接話說：

「我也因肺癌開過刀。」聽得我們面面相覷。

因此，真的要呼籲年逾四十的民眾應該都要至少做一次LDCT，瞭解自己的身體狀況，以免發現太晚，措手不及。

手術之後的我，生活上、體力上沒太大改變，感覺似乎一切如同生病前的狀態，但我自知不能太過放縱，必須認真改變過去的不良作息。例如戒掉多年來喜歡熬夜、晚睡、愛吃宵夜和零食等壞習慣，要求自己每天最晚午夜十二點前一定要上床睡覺，並且抽空去健身房做運動等，這個「肺癌一期」的警鐘敲醒我：人生要把握當下，但健康不能恣意揮霍！

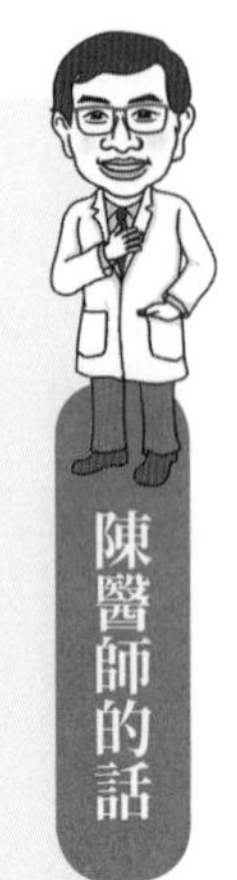

陳醫師的話

肺癌，尤其是肺腺癌會遺傳，是近年來大家耳熟能詳的事實。

我這位同學個性非常熱心、樂於助人，也因為她罹患早期肺癌，加上聽我時常演講推廣低劑量電腦斷層掃描肺癌篩檢，便熱心請家人進行檢查，意外救了全家人的健康。

因此在我看診時，常會提醒患者不用對身邊的人隱瞞自己罹患肺癌的事，反而要藉此提醒親近的家人、好友都要早期接受LDCT肺癌篩檢。因為透過篩檢診斷的肺癌，百分之九十以上都是1A期，手術後即可根治；若等到身體不舒服才就醫，百分之七十以上都是第四期，餘生都得要接受漫長辛苦的治療。

幾句溫馨提醒，就可能挽救親友的健康，何樂而不為？

CASE 03

宅在室內少出門，肺癌從何找上門？

● **錢女士**（化名，六十歲）

已婚，育有一子一女，白領上班族，生活單純沒有抽菸習慣，也沒有家族病史。二〇一九年底於公司員工健檢時發現肺部結節，一年半後，結節變大且呈現毛玻璃狀，而接受手術切除。

我一向生活單純，不常出門，沒有想過空汙危機室內也存在。

初次發現肺結節，是公司的例行健檢，由於提供給資深員工的健檢項目中特別包含ＬＤＣＴ這一項，我就在那次的檢查，發現左邊肺部有一顆〇．五公分的結節，那是二〇一九年底。

但是，當時的我其實並沒有特別在意，連醫師建議我半年後要追蹤也沒做。一直拖到二〇二一年初才去追蹤，此時結節已有變大趨勢，變成〇．六公分，再過半年又更大，變成〇．八公分，而且還是毛玻璃狀，醫師趕緊建議轉到胸腔外科做進一步確認。

經朋友轉介，我掛到陳醫師的門診，陳醫師判斷要開刀切除，因惡性機率高達百分之七十，但手術成功率有百分之九十。陳醫師將我的病況解釋得很清楚，還給了我一本他自己寫的書，讓我瞭解肺癌的相關知識。剛好身邊朋友有類似經驗，我看到朋友肺腺癌1A期，開刀後兩三年也都復元得很好、生活正常，所以我對自己的病況不是太擔心。

先生和小孩反應也很「平常心」，因爲他們認爲，早期處理能防止後患，開完刀就應該不會有太大問題。

納悶怎麼會生病，認真找原因

許多人生病應該都會想問，「爲什麼是我？」我也納悶自己怎麼會罹癌，才開始認真思索尋找原因。

確診罹癌前，我的健康狀況正常，頂多是這十幾年來，喉嚨長期有痰。但我覺得不是太嚴重，所以一直沒就醫，猜想可能是過去感冒沒完全治癒所留下的病根，其餘並沒有什麼特別症狀。

平時我的作息也相當正常，重視飲食均衡及適度運動，生活單純，不是在公司就是在家，所以會檢查出結節，又接著證實爲惡性腫瘤，對此我真的感到詫異及不明所以。

等待手術期間，我很認真的把陳醫師的書看了兩遍，也看了他過去的一些演講影片，試圖找出自己罹癌的可能原因。後來我發現，和我所處環境的空氣品質可能有很大關係，因爲我平時外出時間並不多，多半待在室內，但卻忽略了「室內空氣可能比室外糟」這項因素。

手術之後，我積極整頓居家環境和改變生活習慣。

出院當天，更立即把家裡的抽油煙機給換了，原先那臺是在網路上挑選購買，單純只看了機型和價錢，並沒有注意到馬力及寬度，這次更換就特別請師傅到家裡丈量尺寸，依現場實際高度、距離協助安裝，這樣才能確保煮飯時的油煙不會全吸到我的肺裡。

另外，也換了一臺效能更好的空氣清淨機，陳醫師曾說：「抽油煙機和空氣清淨機這兩『機』很重要，它的濾網上有多髒，就代表我們平時吸進的空氣有多髒！」

確實，我有發現，即使家裡的門都沒開，還是有很重的灰塵。灰塵也是一種空汙，如果沒有特別留意，就算待在室內，也是呼吸到髒空氣。

以前都不覺得抽油煙機和空氣清淨機是必需品，現在除了好好使用這兩機之外，也會注意家中冷氣，以前只是自己洗一洗濾網，現在特別請專人來清洗，希望能清潔得更徹底；同時，我會每週清掃、除塵，還在家中種了一些植栽，提升居家空氣品質。

改變習慣，感受新生活

對於家庭主婦來說，烹調時所吸入的油煙是肺部健康一大殺手。過去我可能每週至少會煎一次魚，自從手術後，我就再沒煎過魚了，做菜改爲清蒸、水煮等少油煙的方式料理。先前添購空氣清淨機時，業者曾以儀器幫我測量廚房裡的PM2.5，赫然發現，炒菜鍋只放了一點油下去，數值就紫爆，所以傳統習慣的大火煎、炒的料理方式，又沒戴口罩，真的對健康有很大的危害。

爲求安全，我現在做菜和外出時，還會戴兩層口罩，一個是具高效過濾功能、可阻擋PM 0.075微粒的口罩，再外加醫療口罩，保護自己。我的嚴密保護措施，家人有時覺得「太誇張」，但是我會提醒他們，長期吸入空氣裡的懸浮微粒，可能讓肺部細胞病變，室內空汙是一般家庭很容易忽略的。

現在我家裡的空氣變得通風又清新，有時走出戶外或換到其他空間時，就很明顯可以感受到落差，做了這些努力還是有效且值得的。

我的父母親都相當高壽，父親過世時九十多歲，母親目前也八十多歲，我一直以爲自己應該也有「長壽基因」，會活得很久。

然而生病之後，我不敢這樣說了，還不到六十歲就得肺癌，未來我得持續保持好習慣，讓自己維持住好的免疫力，做到充足睡眠、均衡飲食、適度運動、開朗的心情之外，還要有好的居家空氣品質，希望能度過五年觀察期，不讓癌細胞復發。

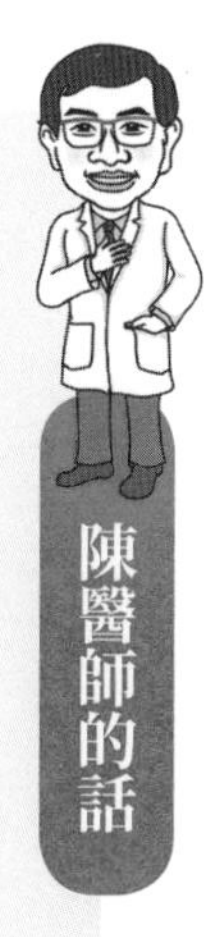

抽菸及空汙造成肺癌的研究很多，可以說是鐵證如山，卻無法解釋為何全世界不抽菸女性得到肺癌比例愈來愈高。

這些女性沒有菸害，也不常出門，幾乎都只在室內活動，因此也很少受到空汙的危害。假如家族都沒有人得肺癌，排除了遺傳的因素，那麼錢女士為何會罹癌？顯然很大的機率是室內的空氣品質出現了問題。

如何維持室內好的空氣品質？除了使用高效能抽油煙機，避免廚房油煙外，有些早期的室內裝潢混有石綿（Asbestos），或是有些建材為了防蟲防腐很常見含有甲醛等致癌物，裝潢時選材要更仔細，也盡量避免過度裝潢。

戶外空氣好的時候，記得盡量將窗戶打開，讓戶外的好空氣取代室內的髒空氣及二氧化碳，避免肺癌上身。

至於戴兩層口罩則不一定需要。選擇合適的口罩，並把口罩戴好，加上合適的防護措施，就能遠離空汙了。

CASE 04

退休前健檢發現雙肺病灶，認真面對活得更健康

●**李燕山**（七十九歲）

從事航空業逾四十年，於退休前夕，經健檢發現左、右肺均有陰影，隔年確診爲肺腺癌。前後歷經兩次手術，切除左上肺葉及右肺三分之一肺葉，罹病以來十三年，自認身體比生病前還健康！

「怎麼剛退休，才要開始享受人生，居然就接到癌症這個『大禮』！」在被宣判得了肺腺癌的那一刹那，腦海裡出現了這樣的念頭。

事情就恰巧發生在我剛滿六十五歲，正準備退休的那一年。

那時的我對肺癌沒有太多瞭解，不知道未來會如何，加上一直以來身體保持得還不錯，沒有任何慢性病或重大疾病，也不曾開過刀，突如其來要面臨「人生中的第一個『大刀』」，不免感到害怕與驚恐。

我在最後一次的公司員工健檢中，於胸部X光發現左、右兩肺都有陰影，醫師交代要再追蹤。

正式退休後，我在臺大醫院做了LDCT及抽血檢查，結果發現左肺確實有一公分結節，右肺也有顆極小的結節，接著半年後再追蹤，左肺結節已經長大到一．二公分，且形狀也有所改變，醫師認爲惡性機率大，立即就安排了住院及手術。

二〇〇九年先開刀拿掉左上肺葉；在二〇一六年，因右肺結節也快速長大到超過一．二公分，再次手術拿掉了三分之一右肺肺葉。

兩次微創手術都相當順利，甚至在手術中都能保持清醒，手術近完成時，我還能夠跟醫師對談，與原先想像那種「開膛剖腹」、鋸開胸骨的傳統手術方式差很多。大約術後第三天就能自己下床走路，恢復相當快速，日後生活上也沒造成任何不適或不便。

四十年環境空汙致癌，慶幸挽救

追溯起來，會罹患肺腺癌和我的工作有很大關係。

我擔任機械技師，長期在機場工作，工作環境通風不佳，又經常瀰漫著汽油味、噴漆味，且打磨粉末煙塵飛揚，卻都沒戴口罩；下了班，和同事們群聚在宿舍小房間裡，我雖不菸、不酒，但同事爲紓解白天工作單調的壓力，邊打牌邊抽菸，無形之下吸入了不少二手菸。

事實上，在我退休前後那幾年，身邊有許多同事先後都因肺癌過世。輪到我自己，才警覺問題的重要性，不過，我慶幸自己能夠早期發現、早期治療，一切都還來得及。

過去的我，爲維護飛航安全，工作上必須專注、精準，生活相對單純卻緊繃，同時因爲配合公司外派，長期和家人分隔兩地。直到後來太太生了重病，才竭盡所能趕回國陪伴她就醫，並走完最後一程。

在那之後，獨力扛起照顧三個孩子的經濟重擔，只能更加投入工作、不敢懈怠，絲毫無法體會到什麼是美好的人生滋味。

罹癌後，我整個人生態度有了極大改變，從一個大男人主義、認爲對的事就很堅持的人，開始懂得體諒與感恩，並對他人付出關心，個性較過去柔軟、好溝通，和他人之間的互動，包括親子關係，也跟著好了起來。

感恩早期發現，致力宣導當志工

這十多年來，我擔任志工，努力推廣肺癌防治，成爲我生命中最大的享受。凡是需要幫忙的時候，我都是全力以赴，例如相關團體辦活動時，我會參與幫忙，像是在現場引導、發講義，或是做經驗分享，和病友們多互動、彼此學習，自己也獲益良多。

平時，也勤奮去聽專家演講，吸取正確保健知識，並落實在生活中，讓我覺得身體狀態和生活品質都比生病前更好，即使獨居，我也能好好照顧自己。

人生至此，我相當滿足、感恩，三個孩子都已成家立業，我也當了五個孫子的阿公，眼前的目標就是：珍惜自己、享受人生、自由自在。

現在我只需要每半年回診追蹤一次，毋須服用藥物。日常自己料理三餐、做家事外，每天會去戶外走六千到八千步，早、晚做些擴胸運動，訓練呼吸，另外再加上靜坐，讓全身放鬆、腦袋放空。

雖曾動過手術，我的肺活量沒有太大影響，走路、慢跑，呼吸都很順暢，只有爬稍有坡度的山或五、六層樓樓梯時會略喘而已。

有鑑於自身經驗，我經常會對身邊親友做宣導，包括看到小吃店老闆炒菜時煙霧瀰漫，會「雞婆」的勸他要戴上口罩；也曾向前公司主管高層建議，籲請改善同僚工作環境、提升職場安全，很高興現在他們也在員工健檢項目中加入了LDCT，避免發生扼腕憾事。

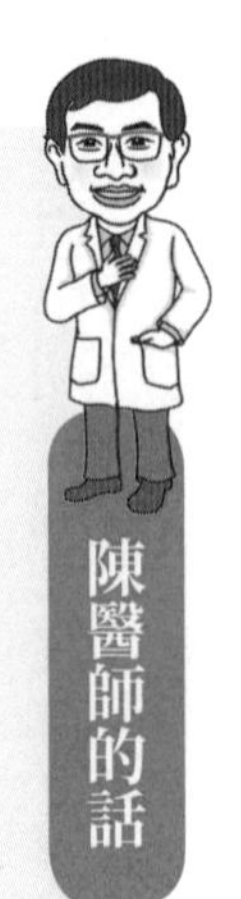

陳醫師的話

李大哥是我十多年的病人及好友，也是二手菸及空氣汙染導致肺癌的典型受害者。

很多人認為自己不抽菸，就可以遠離肺癌，其實二手菸及空汙對肺部的危害一樣嚴重。

所幸臺灣近年來嚴格實施「菸害防制法」，加上民眾對於空汙戕害健康的意識防範逐漸提高，有愈來愈多民眾除了主動注意每天PM2.5的濃度外，也主動戴起口罩及使用空氣清淨機。

常有人問我養生之道，以前都只知道要注意均衡飲食、適度運動、樂觀心態與充足睡眠等健康四寶，現在開始也請大家要珍惜清新空氣——生活有五寶，健康不會老！

CASE 05

確診當天才戒菸，三十年老菸槍終醒悟

● **陳先生**（化名，六十六歲）

退休公務員，七年前因健檢發現右肺有〇・六公分「毛玻璃狀病灶」，經手術切除右肺中葉後，恢復情況良好，生活、體能均維持常態，幾乎與一般人無異。他慶幸自己能早期發現，現在才能享有平靜人生，甚至擔任志工，與癌友分享心路歷程。

我沒有家族史，但有長年抽菸習慣，從三十歲以後，大約每天抽一包菸，確診肺癌那天，才終於醒悟把菸戒了！

事實上也因為有菸癮的關係，讓我一直對於肺癌耿耿於懷，心中總是擔憂著「哪天會中獎」，所以對於相關資訊都有特別注意。

留意肺癌議題保持警覺

記得在二〇一四年時，看過一篇媒體報導，談到中研院舉辦的肺癌研討會中，有提到LDCT與肺癌篩檢的議題，當時我心中便埋下了種子，認爲自己應該要去做檢查。隔年，剛好太太公司的員工健檢開放讓眷屬一起參加，我立刻額外自費選做LDCT，沒想到會因此找到病灶。

接到健檢中心打來的電話說，發現肺部有疑似徵狀，我趕緊帶著報告去醫院做進一步確認；同時也爲了能夠多瞭解這個疾病，不僅在網路研讀相關資料，還買書來看，從頭到尾連翻了兩遍。心情上算是平靜，認爲「掩耳盜鈴」或抱怨「爲何是我」對解決事情都沒幫助，而是要想辦法找出最佳處理方法才對。

後來我順利掛到陳晉興醫師的診，他告訴我：「毛玻璃狀結節未必是肺癌，但依LDCT結果判讀，有七成是不好的，建議要開刀。」看他表情嚴肅的樣子，我想不必再遲疑，該開就開，畢竟能夠在這麼「小點」的時候就發現，算是幸運！

陳醫師很快幫我安排了手術，術後也比預期好得多，沒有太多不適，甚至很快就能拔管、下床，感覺就像一般性疾病那樣的治療。大約在術後一個多月，就恢復正常生活，完全不會覺得喘、肺活量也沒影響，幾乎就和正常人一樣。

初期發現是幸運，再次思索人生意義

生、老、病、死是人生必經過程，如此才能夠生生不息，所以我對於生病這件事並沒有過多的情緒起伏，家人也很淡定。但我必須說，定期健康檢查還是很重要的，過去我認爲身體沒有不舒服就不需要檢查，錯了！走過這一遭才知道，肺癌早期發現、早期治療成效差很多，能夠提早發現，結局真的大不同。

現在我不碰菸酒，少宵夜、少外食，也會注意加強體能，常去河濱騎單車（以前我很少運動），作息規律許多。

另外，我還到肺癌防治相關團體擔任志工，發願要多做宣導，分享自己的經驗，讓癌友不害怕治療、克服恐懼；也要讓民眾知道，肺癌每年新增人數這麼多，這個「新國病」絕對不是與你不相干的統計數字，它會無聲無息潛伏在身體裡，唯有早期發現，才能降低傷害。

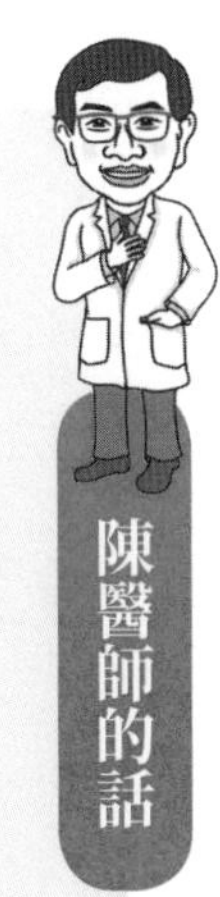

陳醫師的話

發現肺癌的病友，幾乎每一位感到是意外，沒有人會預料自己有罹癌的一天。只是這個意外，如果是因為接受LDCT篩檢而發生，從此有機會更加珍愛生命、健康可以重來，是我常說「有福氣的人」。但倘若這個意外是身體出現了不適，到醫院檢查時才得知，則大部分都是第四期，人生馬上由彩色變黑白，需要有更大的勇氣及毅力，才能面對後續的變局。

陳先生在手術前已抽菸逾三十年，其實本身就是罹患肺癌的高危險群，但有兩件事救了他：一是接受LDCT肺癌篩檢，二是從此戒菸。

對抗肺癌絕不能單憑運氣或意外發現才處理，一定要自己有所警覺。

感謝陳先生從此獻身公益，以親身經歷提醒大家遠離肺癌。

CASE 06

以為只是高山症，初診腫瘤已十公分

李女士（化名，六十五歲）

先生早逝，獨力撫養兩女，初次診斷即為肺腺癌末期，接受安寧治療中。

一生看盡風浪，面對突如其來的癌症與生死關頭相當淡然，她相信每件事都是最好的安排，不論是犯錯或是死亡，因此提早為自己的後事做足準備，但也不放棄任何可努力的希望。

回顧我三十五歲以前的人生，老實說，是過得相當「奢靡」，光是家裡一套音響就要價上千萬，更不用說吃的喝的，可以說是錦衣玉食，物質上的豪奢達到一般人很難想像的地步。

擁有這一切是我窮盡心力、咬牙打拚換來的。先生二十九歲就病逝，我獨力撫養兩個女兒，當時靠著朋友幫忙，做貿易生意起家，很長一段時間，每天都只睡三個半小時。

好在民國七〇年代國內經濟起飛，短短幾年便讓我掙得不少資產。收入最好的時候，我每個月出國兩、三趟補貨，再轉往日本銷售，每趟只需耗費三天時間，獲利卻能讓我吃上兩年，財富累積的速度相當驚人。

當然，我自己本身也極爲享受做生意的過程，覺得是成就感來源之一，我做過餐飲、建築、家具、佛教文物、歐式家飾品等，甚至還常跑工地、蓋寺院等樣樣來。因爲我是一個相當自我的人，向來想做什麼，就去做什麼，非常獨立且積極，所以當我想要有好的生活品質時，我也會很認命的做，努力賺錢。

直到一九九一年左右，無意間接觸佛光山而大爲改變，我赫然發現，那種賺錢太容易的生活，已經讓我迷失了，我反問自己：「這麼多年來，到底在做什麼？」當下毅然決然把全部資產都捐出去，不再受世俗綑綁，揮別紙醉金迷的人生。

一生過盡千帆，淡然面對生死

這些年，我虔誠向佛，常跑西藏、不丹、尼泊爾、印度等國家，二〇一九年十二月我剛好去了西藏，當時出現咳嗽和喘，原以爲是高山症[6]的關係，但回國後症狀仍持續，咳嗽聲音空空的，像有氣在跑，而且會喘，我警覺到不對勁，馬上就去醫院看診。輾轉看過幾位醫師，沒多久，就在陳晉興醫師的門診確診了。

記得第一次見面，陳醫師看完我的病歷資料後，馬上就要求我安排住院檢查，顯然事態嚴重，三天後他向我宣布，右肺有顆超過十公分大的腫瘤，診斷已是第四期肺腺癌。那一刻我沒有驚慌失措，可能因爲之前已經歷過太多風風雨雨，我認爲人生原本就是要面對許多挫折，出了問題就是去面對，只是沒想到，這次的挫折，會大到「要我的命」。

陳醫師跟我談到檢查結果時，他強調是「晚期」，我還跟他笑笑說：「晚期不就是末期，有什麼不一樣？」他好奇我的反應怎麼跟其他病人不同，我回答他，「不然要哭嗎？」

我的想法是，生命無常、說走就走，既然生命的「長度」無法強求，那麼至少也要保留生命的「寬度」和「厚度」吧！

確診就末期，坦然盡最後努力

因此，在討論後續治療時，我告訴陳醫師，自己抗拒使用化療，因爲看到身邊很多罹癌的朋友，最後那一段是「帶著化療針上路的」，我不想這樣；再加上我也不願承擔化療副作用，那可能讓自己面容變得難看、感覺很糟，所以陳醫師讓我使用標靶藥物，先後試了兩種，吃了幾個月，可惜效果都不理想。

現在若要回頭用化療，我的身體狀況已經無法負荷，似乎失去了先機，但我仍平靜看待，因爲事情的因緣就是如此，會這樣發生，也應是最好的安排。

這段時間兩個女兒都特別放下手邊的事，在身邊陪伴，過去我們彼此間的關係不是很緊密，各自有各自的生活，即使二〇二一年農曆年前，因著自己的病況不佳，我將手邊的珠寶、皮包、華服、美鞋一一分送給她們時，她倆的情緒也沒有太大波動，大女兒是佛教徒，跟我說：「媽，您好好念佛！」小女兒是基督徒，跟我說：「您要不要祈禱一下？」我們一家就這麼接受了即將來到的生死別離。

確診罹癌前，我確實沒有感受到身體有什麼特別大的異狀，即使腫瘤大到十幾

---

❻ 高山症也是咳嗽與喘，症狀無法與肺癌或其他肺病區別，必須以胸部X光片或電腦斷層檢查才能區別。

公分，但我沒有疼痛感，日常也沒什麼不適，唯有在跳國標舞時有覺得比較喘，平時打保齡球習慣拿七磅球，卻變得連六磅都拿不動，右手有些無力，如此而已。而且我每年都有做健康檢查，不過都只有做一般的項目，照胸部X光、抽血等，沒有注意應該要做LDCT，否則這麼大的腫瘤，怎麼都沒發現？

我的父親是老菸槍，活到一〇四歲壽終正寢；母親則在八十六歲那年，同樣得了肺腺癌，從發現到過世，短短一年半。

除了家族因素外，我覺得或許是這二十多年來，我親自跑工地監工卻又沒戴口罩所致，工地現場沙塵、粉塵瀰漫，但我卻沒保護自己，而種下了病因。

面對死亡，我覺得也是一種學習。

在人生中，生、老、病、死都是過程，不去面對，不代表它不存在。活著不容易，面對死亡，其實也很難啊！

所以在遇到這個人生中最大的挫折時，我決定要妥善處理好自己的後事，簽署了DNR (Do Not Resuscitation，在瀕死、臨終、無生命徵象時，放棄心肺復甦術等無效的急救），找禮儀公司選好想要的骨灰甕、照片，甚至已把家中客廳改爲過世後設置靈堂所需的陳設……

我，準備好了！但我還沒放棄最後的希望，生命空間很大，一切都在於自己的意念，不到最後一刻，不輕言放棄。

分享我的故事，是希望大家不要疏忽肺癌這個無聲殺手，定期做篩檢，也要注意空氣品質，若有家族史更要謹慎視之，別讓初次確診就末期的遺憾，一再上演。

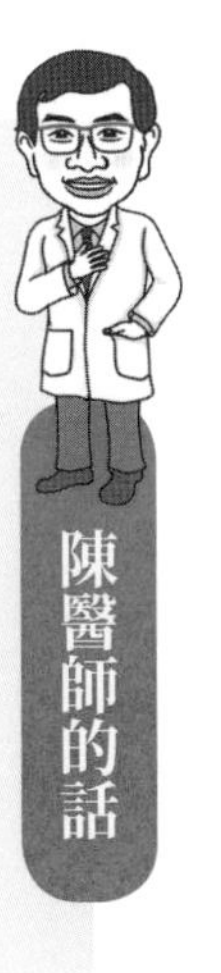

陳醫師的話

初次確診就末期的遺憾，對於主治肺癌的醫師來說，是幾乎每天都會碰到的無奈；對於罹癌的病友而言，更是一生無法承受的重創。

李女士的例子告訴我們要非常警惕，肺癌早期沒有症狀，腫瘤即使大到十公分都不易發現。因此不管是否為高危險族群，四十五歲以後一定要定期做低劑量電腦斷層掃描肺癌篩檢。

當我們努力衝刺事業，享受掌聲的同時，別忘了照顧我們這一輩子最重要、也最無可取代的資產——健康。

CASE 07

二寶媽末期肺癌腦轉移，力搏死神不放棄

● Amy（化名，四十九歲）

兩個孩子的母親。二〇二〇年底因頭痛、失聲等症狀，就醫做相關檢查，確診為嚴重腦部轉移之肺癌末期，靠著緊急開腦手術及第三代標靶治療救回性命。

二〇二〇年初，我開始出現偏頭痛症狀，早上起床都會咳出一口帶有血絲的痰，之後走路會暈眩、偏移等，讓我感覺到身體有些不對勁。

連續看了兩、三位神經內科醫師，做了一些檢查，但都未能找出病因，症狀也一直持續著，沒有改善。

到了十月底，剛參加完小孩幼兒園萬聖節活動隔天，竟連聲音也無預警「消失」了！這讓我再度回到醫院，做更進一步的詳查，沒想到，檢查結果發現，除了證實腦部有長腫瘤外，連肺部也有。

陪同我去醫院的外子及兄嫂一聽完醫師報告，立馬忍不住相擁而泣，而我自己在震驚之餘，沒時間猶豫及多想，便開始啟動一連串的抗癌治療。

慶幸遇貴人，迅速開刀救命

在兄長友人協助下，我幸運加掛到陳晉興醫師週五晚間的門診，陳醫師看到影像檢查資料也嚇了一跳，認為茲事體大，因為我是肺腺癌第四期，且從肺部轉移到腦部的腫瘤達三顆以上，其中較大的三顆，每顆約有兩到三公分，都集中在小腦附近，已壓到腦幹，必須盡快動手術，否則會有生命危險。陳醫師馬上拿起手機，聯絡臺大神經外科王國川醫師，在電話裡他向王醫師強調「很嚴重、不能拖」，請王醫師盡速幫忙安排開刀，隔天我就住進醫院，並在週一動了手術。

王國川醫師先幫我摘除兩顆較大的腦腫瘤，約住院兩週後，就回家休養，算相當順利。肺的部分則因為做基因檢測，符合使用第三代標靶藥物泰格莎（Tagrisso®），所以陳醫師就讓我用標靶藥物治療，前後服藥約十個月，肺部腫瘤從原先的六公分大幅縮小至三公分，之後就等待適當時機以手術摘除。

一切過程發生的非常快速，人生像是被「快轉」了一般，不知道自己怎會惹了這麼大的事？慶幸身邊有許多貴人幫忙，尤其是陳醫師，我和他素昧平生，他卻為我快速決斷的找來神經外科專家，幫我搶到好多時間——手術時間及生命；甚至在開完刀的第一時間，人還在恢復室，隱約就看到陳醫師到病床邊來看我。

住院期間，每次巡房他總會對我說：「嗯，很好，加油、加油！」有這麼一位醫術精湛又仁心的醫師在幫助我，我又有什麼好擔心的？一切就是「好，沒問題，由您安排！」所以，即使我對自己的病況詳情並不是太清楚，卻不怎麼擔心，對未來也抱著希望。

這段期間感謝先生的體貼及「神支援」，讓我在生病後回娘家休養，暫時放掉媳婦、媽媽身分，只要單純當女兒就好。

回想過去的生活，工作及家庭事務兩頭燒，每天都忙得像陀螺一樣，經常累到一碰到床倒頭就睡，也沒什麼時間運動，且感覺自己比較缺乏宣洩出口，情緒長時間緊繃、壓抑，連在家裡都不太講話。

現在真是我人生中難得可以好好休息的時光啊！每天早上喝媽媽為我準備的一大碗精力湯，裡面包含有新鮮蔬果及堅果等，外加一顆水煮蛋，營養又健康，還固定喝一包雞精，一杯酵素。午、晚餐盡量吃清淡的原型食物，遠離甜食和油炸物，也開始抽空做運動，每天玩一個小時的Switch健身環，做做瑜伽，讓自己飆汗，並維持體力。日常空檔就看兩集逗趣詼諧的「六人行」（Friends）影集，搞笑、不燒腦的劇情，往往令我放鬆大笑。

病情逐步控制，生命現曙光

腦部手術後，我做了兩、三個月語言治療，現在聲音已恢復正常，吃標靶藥物雖然出現一些甲溝炎及皮膚紅疹等副作用，但對生活影響並不大。我在二〇二一年五月即恢復工作、居家上班，目前每個月回診監控標靶藥物抗藥性的部分，每三個月再照腦部及肺部CT追蹤腫瘤發展狀況。

我的病況能夠慢慢步上軌道，心理從慌亂變得安定，真的非常感謝陳醫師！當然，能受到這麼多人的幫助，我自己也要很努力，眼前最大目標就是：要在這一年把自己照顧好、準備好，讓療程能夠順利進行，之後也要調整好自己的心態和作息，才能避免再復發。

我希望可以陪孩子長大、和先生一起退休，享受我們的兩人世界……，這場病只是讓我中途休息，人生還未完待續！

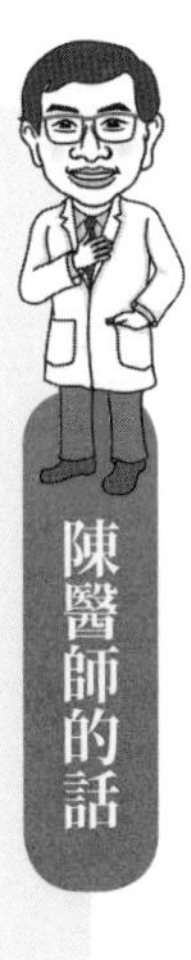

陳醫師的話

身體出現不適症狀的肺癌病人，百分之七十以上是第四期，而且就像Amy一樣，是從轉移的器官（腦部）先開始出現症狀（暈眩及走路偏移）。

在只有傳統化療放療的年代，醫師對於這樣的病人幾乎束手無策，只能感嘆人生無常。

但標靶藥物及癌症基因檢測的發明，為無盡黑暗中的晚期肺癌投入一道曙光。Amy藉由緊急腦部手術，解除腦壓上升的生命危險，同時也取得腫瘤檢體，進行標靶藥物的基因檢測。這是我們為她制定的治療策略，所幸能夠奏效。

臺灣約有百分之六十的晚期肺腺癌病患如 Amy 一樣幸運，可以使用標靶藥物，不但有機會救回生命，還能享有正常生活，甚至可以回到原本的工作，因此我希望藉由她的抗癌經驗，鼓勵晚期肺癌病人不要輕言放棄，要信任醫療團隊，勇敢接受治療。

CASE 08

熱愛運動癌仍上身，帶著標靶藥物遊世界

● **王女士**（化名，七十歲）

個性開朗、熱情，堪稱「資深玩家」，游泳、打球、跳舞樣樣來，興趣相當廣泛；新冠肺炎疫情前，時常出國旅遊。然而，就在屆齡退休、準備迎接更寬廣的人生時，確診了肺腺癌。她勇敢、堅毅的面對，不僅爲自己拍下美美的「畢業照」，還慰勞自己住進杜拜帆船飯店，灑脫的說：「罹癌又何妨？跟它直球對決就是！」

我是一個很活躍的人，從年輕時就非常喜歡運動和四處旅遊，因而身體狀況一直維持得不錯，也極少生病。然而體內這顆「隱藏炸彈」，不知埋伏了多久，居然讓我毫無察覺；即使我做的都是高肺活量型運動，如游泳、跳舞、打桌球等，卻一點徵兆都沒有，也從沒覺得特別喘。

所以二〇一六年發現罹癌時，真的很意外。

先是因爲去韓國旅遊，吃了太多辣食，引起腸胃不適，回來後，先生建議我去醫院做檢查。

剛好醫院的健檢中心在推婦女節優惠活動，連同肺部一起檢查可享優惠，所以也就順便做了。沒想到，竟被查出右上肺有三．二公分的腫瘤。

當時現場醫護人員比我還緊張，一連串發問。

「您有咳嗽嗎？」

「沒有。」

「您有每年做健檢嗎？」

「有啊，公司健檢都有照X光。」

「爲什麼做這項檢查？」

「因爲有打折啊！」

顯然他們知道問題的嚴重性，請我趕緊做後續相關處置。

後來我到臺大掛陳晉興醫師的診，陳醫師一看檢查報告，馬上就安排了手術時間，還叫我回去「把辦公室整理、整理」，意思是要準備抗戰，不適合再工作了。

至此我才頭一次警覺到病情不單純，儘管提前離開職場有些捨不得，但「該喊停就要停」，我得要爲自己、爲愛我的家人，好好珍惜生命！

灑脫面對人生，就在一念間

手術後經切片化驗，證實爲肺腺癌3A期，且已轉移至淋巴。之後開始接受化療，這段時間相當辛苦，也很煎熬，藥物副作用讓我又吐、又吃不下，瘦了七、八公斤，還一度因爲對人工血管過敏，產生靜脈血栓，整條手臂都發黑了，差點致命。

爲此，每天早、晚兩次，得在家自行施打抗凝血針劑，前後打了一、兩百針，先生硬著頭皮學會注射，顧不得自己的內心壓力，反倒不忍我受苦，每回幫我打完針，我們夫妻倆抱頭痛哭……

好不容易完成了化療，二〇一八年做正子斷層造影時，又發現有骨轉移，在骼骨部位做了六次放療才控制住。

過程中，確實有灰心沮喪的時候，但兒子鼓勵我說：「媽媽，您在職場各方面的表現已經是人生勝利組了，您向來勇敢堅強、熱愛生命，不應該遇到挫折就逃避！」

轉念一想，確實也是，抗癌感覺就像在玩闖關遊戲，「闖過了一關又一關」，對於這項生命的考驗，只要願意拚，好好跟著醫師指示走、每個階段的治療都按部就班，我相信還是有機會可以成爲那五年存活率的百分之十九的其中之一。❼

熱愛生命，再次爲自己動起來

想開之後，我決定爲自己做一些事。

某天，我突發奇想，跑去臺北愛國東路婚紗街，隨機找一家店，就穿著當天運動後沒換下來的服裝，跟店員說要拍寫真。店員覺得詫異和奇怪，我就說：「這是我的『畢業照』，我要把自己還美美的樣子留下來，給自己自信，儘管之後因爲治療外型變了，但我只要知道自己『曾經美過』就夠了！」

除此之外，我即刻行動安排中國貴州的梵淨山（海拔兩千三百三十六公尺）爬山，參加了杜拜旅遊行程，住進知名的帆船飯店……這些其實都是特意安排的，因爲我想要讓自己沒有遺憾，而且陳醫師也告訴我說：「何妨帶著艾瑞莎（Iressa，標靶藥物）去旅行？」

其實很多病友也都如此，即使在治療，生活限制影響不大，想要出國旅遊、四處遊玩都沒問題，想做就去做。

二〇二一年九月，挑戰再度兵臨城下，這次在腦部發現癌細胞轉移，兩個月內腫瘤從一顆、兩顆，快速增加到六顆，我接受了電腦刀放射線治療。

連續兩天，每次約進行一個多小時，事前雖然擔心會影響記憶力什麼的，但其實並沒想像中可怕。完成的那一刻，我感覺自己又活過來了，立馬耍寶了起來，聽醫護人員說使用過的「面罩」可以帶回家，我便拿起隨身攜帶的枴杖，擺出打劍道的pose，大家看到都跟著笑了，覺得真的很像！

抗癌路上就是這樣，關關難過關關過，自己的人生自己承擔。我也會有消沉悲傷的時候，那就大方哭出來，不需要壓抑，只是哭完要再走出來，勇敢面對。

曾經，我對於提前退休覺得可惜，現在回頭看反而覺得，把時間都用在工作才可惜，早知就該早點退休，趁著身體健康多玩幾年。

我現在還在持續接受標靶藥物的治療，以往狀況平穩的時候，陳醫師都會說：「恭喜！」現在他都對我說：「加油！」衷心希望哪天陳醫師口中的「加油」，能夠再

7 五年存活率，是指某一特定期別癌症病患能存活五年以上的機率。王女士因為有骨轉移，為肺癌第四期，因此可存活五年以上的機率只有百分之十九。

變回「恭喜」，那麼我的關卡就又再進階了！

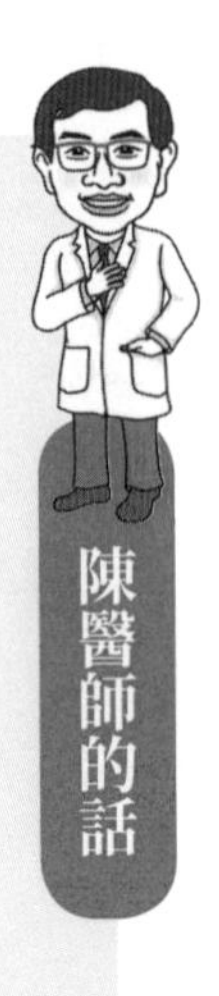

王女士是非常勇敢積極的病友。雖然從第三期變為第四期、從骨轉移變為腦轉移，但仍能以樂觀的心態積極面對。

希望藉由她的例子鼓勵所有病患，罹患肺癌並不可怕，醫學的進步，讓我們有更多武器對抗肺癌，但也讓抗癌過程變成漫長辛苦的旅程，如何以平靜的心與這個「新國病」、「大魔王」相處，是所有肺癌患者的人生課題。希望病友們別被肺癌擊倒，學習王女士，做喜樂的事，圓美麗人生。

CASE 09

勇於治療成功拆彈，術後騎單車上武嶺

● **Daniel**（化名，五十八歲）

身爲單車運動愛好者，五十三歲時意外確診肺腺癌第四期。抗癌期間努力配合治療，並透過運動、正常作息，維持最好的身心狀態，不僅成功抗癌，體力更不輸生病前，多次騎車環島、攻上合歡山武嶺；他的下一個目標是，要參加兩個女兒的畢業典禮和婚禮！

我不菸、不酒、不熬夜，又愛運動，也沒有家族史，怎麼想都想不到肺腺癌會發生在我身上，而且還是第四期。

回想二〇一七年七月事發之初，原本只是去桃園長庚醫院看個小病，醫生說：「既然來了，順便照個X光吧！」就這樣，意外發現右肺有個三．九公分大的腫瘤，醫生立馬幫我退掛，轉診至總院做進一步檢查。

爲了求證，我拿著檢查報告，一連跑了三家大醫院，最後仍被判定肺部共有兩顆腫瘤，除了一開始X

光照到的之外，還有另一顆為兩公分多，同時也已經轉移到骨頭及腦部……

被宣告的當下，沮喪、惶恐、害怕，想著自己向來健康，不曾住過院，也很少看病，且身體完全沒有任何不適，怎麼會是我？

除了不敢置信外，也相當不甘心。

曾被宣判時日不多，為家人奮力一搏

前半生我兢兢業業，認真經商，雖談不上有大成就，但生活無虞、財富自由，一家四口和樂融融，怎會在這時候冒出這個不請自來的「大魔王」？

然而，老天爺的試煉擺在眼前，令我無所遁逃，加上不忍家人背地裡哭泣，我決定積極面對。

我提前從職場退下來，專心接受治療、來往醫院，同時也查找了許多肺癌相關資料。畢竟在此之前我對它毫無概念，而今認知到，要知己知彼，才能百戰百勝。

我秉持著對自己的信心，也相信現代醫學的進步。即使醫師宣告現況已無法手術，但總還有其他方法可以處理。我先後做過加馬刀[8]，治療頭部轉移的腫瘤、以弧旋刀放療及打癌骨瓦液[9]，來對抗位於脊椎的癌細胞，並持續使用癌思停®（Avastin®）等雙標靶藥物，等肺部腫瘤縮小到一半時，又做了3D立體放療手術。經過這一關又一關，我從未失去信心。

記得狀況最糟的時候，曾有醫師跟我說：「時間不多了，有什麼願望、計畫都要提前去做，才不會留下遺憾。」

生命到了這當下，唯一「想要」和能夠計畫的僅剩活下去，和所愛的家人長長久久在一起而已。這是最艱難也最奢望的心願，但也因爲有著這樣的信念，才能夠支撐我勇敢向前，一步步往下走，挺過無數難以言喻的治療痛苦及副作用。

老實說，我是個配合度極高的病人，不僅很聽醫師的話，也夠自律。我告訴自

---

[8] 加馬刀（Gamma Knife）是放射線治療的一種，結合電腦立體定位，將放射能量聚焦在腦部腫瘤上，提高治療精準度，減少副作用，能達到與外科手術相似的效果。

[9] 癌骨瓦注射液（XGEVA®）是治療骨轉移的藥物。

己，每天都要好好吃飯、好好運動，也要正常作息，以儲存治療的「本錢」，養足力氣長期抗戰。

期間，曾出現嚴重的甲溝炎副作用，不太能走，我就在家裡踩飛輪，維持肌肉與體力，並彌補一些不能外出騎車的遺憾。

我沒有自怨自艾，也沒有病懨懨的躺在家裡，生活簡化到只要負責配合治療、和把自己照顧好這兩件事。

很幸運的，因為帶有EGFR變異基因，使用標靶藥物的療效非常顯著，其他治療方案也讓骨頭與腦部的腫瘤逐步獲得控制（原本骨頭有五、六處轉移，腦部也有一顆，後來都消失了），有很長一段時間病情都相當穩定，生活機能也幾近正常，如果不說，外界可能看不出來我是個癌症末期的病人。

穩定抗癌逾四年，慶幸堅持圓夢

由於肺部腫瘤持續穩定縮小，內科主治醫師建議，也許有機會能開刀切除。二〇一〇年底，我掛了陳晉興醫師的診，請他幫我做手術評估，陳醫師說：「沒問題，我幫你處理！」這句話簡直像幽谷中的天籟，讓我無比振奮，心中吶喊著：「終於輪到我了，我也能開刀了！」

幾個月後，願望成真，成功拆彈。拿掉了一片肺葉，胸部不再覺得悶痛或緊緊的，更奇蹟的是，原本有鼻塞的困擾，術後竟然不明原由的通了。

至此，感覺抗癌路又進入了一個全新階段，愈見光明。

我的心情更加開朗，食慾也很好，或許因此幫助了營養吸收，反而還「養胖」了四公斤；而過去，每次出門能騎一百公里以上的紀錄，術後因肺活量下降，只能騎八十公里，但我已心滿意足，往後再繼續訓練就好。

確診罹癌前，我曾向國外訂了一輛高價紀念車款，不料都還沒交車，就生病了。我一直嚮往能夠騎著這臺新單車再上山，幸好，堅持沒有白費，現在至少能夠騎上觀音山，繼續擁抱我最愛的單車運動。

下一步，我最希望能做的是，參加小女兒三年後在美國的研究所畢業典禮，以及牽著大女兒的手走進結婚禮堂（相信這是每位人父的心願），我發願一定要更努力把自己照顧好。

偶然機會下，我進入臺大癌醫中心分院當志工，以「學長」身分分享自身經驗，降低住院病友對治療的緊張，並鼓勵他們積極接受治療、不要放棄希望。每每看見「學弟妹們」因而轉變心情，增加了信心，我就感到無比快樂與成就感。

肺癌晚期並非末期，只要相信醫師，該做的就去做。感謝老天垂愛，現在的我有資格說一聲：「來日方長」，抱著「與肺癌共存，平常心看待」的信念，好好掌握接下來的人生！

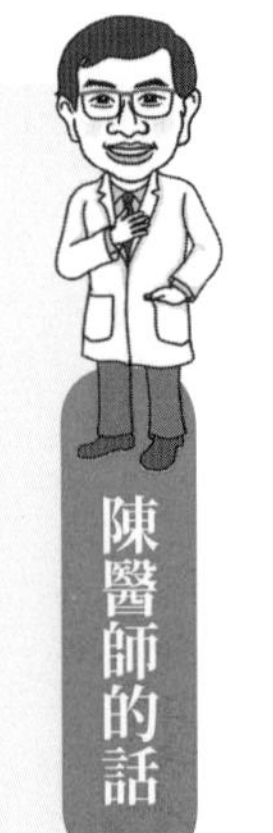

陳醫師的話

Daniel 是我們醫院的志工，晚期肺癌病患的好榜樣。

每位晚期肺癌病患，一開始都無法接受為何肺癌會找上自己，因為絕大多數患者生活正常，不菸、不酒、不煮菜，甚至沒有家族病史，但這就是目前臺灣肺腺癌病患的特徵：有一半的人完全沒有危險因子，但來到醫院初次診斷時就是第四期。

幸好Daniel沒有輕言放棄，也沒有誤信偏方，選擇以積極樂觀的心態，配合醫師的治療計畫，整合各式最新療法，包含雙標靶、放射線及微創手術等，讓自己遠離大魔王的威脅。

「人生無法重來，但可以創造！」希望Daniel的例子，能讓更多病患勇敢面對肺癌，圓夢人生。

CASE 10

夫妻齊心抗癌，見證5%存活奇蹟

袁相杰（五十二歲）

四十六歲就被判肺腺癌末期，任誰可能都無法接受，但袁相杰只問醫師：「我該做什麼？」就開始規劃自己最想完成的願望。儘管摯愛的太太相隔一週也被確診罹患大腸癌第三期，夫妻倆都秉持樂觀、豁然的態度，雙雙克服難關，順利跨過五年存活期，且愈來愈健康！

我傷心的時間很短，也會做過最壞打算，但可能是習慣的思考模式與個性使然，認爲既然悲傷或擔心都於事無補，那就Let it go吧！像很多人罹癌後會煩惱自己會不會死掉？藥會不會沒有效果？我都沒去想這些，腦中只浮現「接下來我該做哪些治療？」以及「怎樣可以讓自己快樂一點？」這兩件事而已。

我想騎哈雷機車想了三十年，從國中時期就很迷，它是我的頭號夢想。所以，確診罹癌，保險理賠金下來之後，我開口跟老婆說，想拿這筆錢來買重機，圓自己的夢。

原本太太擔心，之後治療會用到錢，但我向她保證，一定會好好配合治療，而且有信心絕對會有好的治療結果，不會多花錢。最後她被我說服了，還額外「添了一些」贊助我圓夢。

買了車，即刻就和好友們相約環島。那一趟，四天騎了一千多公里，馳騁在路上像有魔力般，讓我徹底拋開壓力，彷彿進入另一個時空，完全忘卻生病的煩惱。

之後，我積極規劃帶家人出國旅遊，利用治療空檔，全家一起到日本沖繩、新加坡、澳洲、美國等地旅遊，逐步實現環遊世界計畫。

這場病讓我覺得「要對自己好一點」！

抗癌難關，夫妻互相扶持

回顧當時，在二〇一六年過年期間，大年初二那晚，我突然腰痛到無法入睡，以爲是那陣子家裡重新裝修，清理和搬運東西時扭傷，便掛了急診就醫。

醫師問診問得很詳細，得知我同時有咳嗽和便祕症狀，一併做了胸部和腹部X光，但沒想到兩天後，醫院緊急call我回去加做電腦斷層檢查，並在一週後看報告，就這樣證實罹患肺腺癌第四期，腰痛則是因爲癌細胞已經轉移到腰椎上。

我這才知道，近半年體重陸續減輕，瘦了十公斤，並不是忙碌少吃變瘦，也不是變帥；偶有咳嗽不是因爲家裡裝修吸到粉塵的緣故，也不是因爲冬季天冷導致。其餘說真的，完全沒有任何異狀，也從來想不到自己會跟肺癌扯上邊。我沒有家族史，過去也不曾有過重大病痛。

雖然意外，但許多人遇到罹癌可能會出現震驚、否定、憤怒、胡思亂想、憂鬱等一些心理反應，這些我都沒有，滿腦只想著接下來應該怎麼處理問題，畢竟太多的情緒無益於事，對改善疾病也沒幫助。

禍不單行的是，相隔一週，太太也因血便，檢查出罹患大腸癌第三期。我當時住院檢查中，穿著住院病人服，陪她聽報告時才掉下淚來。不捨老婆受苦，也擔心兩個孩子的未來該怎麼辦？

不過，或許因爲兩人一起抗癌有伴，我們互相鼓勵、互相陪伴支持。

我比較幸運的是，基因檢測結果屬ＡＬＫ變異，不僅對藥物的反應很好，也沒出現什麼不舒服的副作用。陸續做化療和吃標靶藥，腫瘤標記指數從最初高達八百八十，於化療後降至一、兩百，之後再降為五、六十；發現腦轉移後，再換吃第二代標靶藥，沒想到這回只吃一個多月，腦部的三顆腫瘤就完全消失，目前指數都維持在三這個正常標準值，代表能與癌細胞「和平共存」。

樂觀正向，相信自己做得到

我實現了自己當初設定的目標與承諾，成為了那百分之五活過五年的少數幸運兒之一！

我認為，心態和心情的影響真的很大，買哈雷、去環島，對我在面對癌症這件事情上，是很大的精神能量補充；旅行也帶來不可思議的治療力，在旅行時可以用心玩、什麼都不用管，能夠徹底放鬆。此外，我也有很多精神上的依靠，包括家人的支持、喜歡拍照、聽黑膠音樂等，這些興趣都能幫助我分散注意力，不讓自己有過多時間胡思亂想。

我從事的是遊樂園行銷相關工作，確診前兩年，應邀赴大陸協助當地遊樂園籌備，擔任開發顧問，那段時間經常性的兩岸往返、每天工作超過十二小時是家常便飯，加上常去工地盯場，吸了不少粉塵、油漆，可能因此埋下罹癌禍端而不自知。

現在，我更懂得珍惜自己，要維持工作，但不要太累，早睡早起，每天睡滿八到九小時，飲食上則多攝取對身體有益的食物，像我不愛的花椰菜，從前只夾一朵意思一下，現在會跟老婆分食一整盤。

我還年輕，還有家庭責任要扛，所以治療期間工作沒有暫停，但以往奮鬥目標是想讓家人過好生活，現在變成「過下去、維持家庭完整性」，希望自己做個好病人，不要成爲家人負擔。從小到大學業表現不夠好，難得在抗癌這事上能考個前百分之五，這麼了不起的成績得要好好守住！

記得有位醫師跟我說：「關於末期，你們都想多了，那是醫學上的分期，做爲治療方案的參考。第四期不代表很慘，第一期也不代表沒事，態度上應愼重，但不要過度緊張。」我很認同這個說法，也想分享我最喜歡的一首英文歌給大家——Journey旅行者合唱團的〈Don't stop believin'〉，這首歌告訴我們別停止夢想、要相信自己可以做到，就像我現在和朋友經營露營地，也是希望逐步放慢生活步調，待十年後退休，或許還可以開頻道當YouTuber，跟大家分享人生經驗……

過自己嚮往中的生活，踏著自己的步伐，有夢最美，人生還有許多值得期待的精采美好！

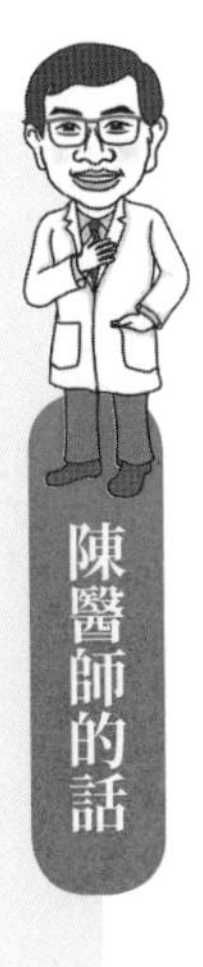

陳醫師的話

相杰雖然是第四期肺癌，但剛好是幸運的百分之五，有ALK標靶藥物可以使用，且超過五年存活期。癌症病患面對的是最困難且漫長的修練，因此心態很重要，一天到晚擔心復發轉移，第一期也會每天做惡夢。若是維持正向，樂觀積極，第四期也會有奇蹟！人生就是一趟旅程，總有一天到達終點，希望大家都像相杰一樣，相信奇蹟，別停止夢想。

第III章

肺癌預防，從日常做起

哪些生活習慣最傷肺？

每個人都需要呼吸，而我們的肺就像是「海綿」及「濾網」，吸收、過濾我們所吸進來的每口空氣，在肺泡內進行氣體交換，一方面將氧氣輸送至全身細胞，提供養分，同時也將體內的二氧化碳排出體外。

在空氣進入肺臟之前，只有鼻腔裡的鼻毛可以幫忙阻擋一部分的灰塵或病原體進入肺部，但仍有許多擋不住的細微塵粒、病菌或致癌物可能「長驅直入」，從氣管、支氣管一路直達肺泡，沉積在肺部深處，甚至滲入肺部微血管，造成病變。

我們都曾有清理或更換冷氣機、排油煙機濾網的經驗，試著想像，那滿布灰塵或卡住油漬的樣態，其實就像是我們的肺，隨著長時間使用、累積，愈來愈「黏膩」，且默默傷害著肺功能，顯見吸入的空氣有多麼重要，若未避免空汙，最終難保肺癌不會找上你！

抽菸

依世界衛生組織資料顯示，肺癌危險因子中，菸害占百分之七十至八十，空氣汙染則占百分之十五，因此，「吸菸」目前還是引發肺癌最大的危險因子！而二手菸暴露同樣也會增加肺癌風險，與吸菸者同住得到肺癌的機會，比一般民眾高出百分之二十到百分之三十，這也是許多不吸菸女性罹患肺癌的主因之一。

菸品燃燒後會產生尼古丁、焦油、亞硝胺、砷、甲醛等七千種化學物質，其中至少超過兩百五十種是有害的，還有超過九十三種已知致癌物。這些化學物質部分會散播於空氣，部分被吸入肺部組織中，因此抽菸者形同將汙染物吸進自己的肺部。

即使是二手菸、三手菸，對肺的傷害也不低，曾有研究發現，吸菸者吐出的揮發性有機物，會殘留在衣物、皮膚和周遭環境中逐漸擴散，長達四十五分鐘。在日本便有城市規定，吸菸者抽完菸四十五分鐘內不得搭電梯，也不能進辦公室，以免影響他人健康。

大約二十年前，最常見的肺癌病人多是與吸菸有關，且早期香菸沒有濾嘴，病變多發生在靠近氣管或支氣管上部的「中央型」肺癌；有了濾嘴之後，吸進肺部的粒子愈來愈小，腫瘤位置變成「周邊型」居多，尤其發生在右上肺葉的機率較高，因右上肺葉是空氣進入人體肺部的第一站。

騎車不戴口罩

臺灣地狹人稠，機車是許多民眾習慣的代步工具之一，根據統計，全國機車約有一千四百萬輛，等於每兩人就有一輛，密度居全球之冠。

騎機車雖然機動性高、通勤方便，但不得不注意的是，許多機車缺乏定期保養，汽油燃燒不完全，成爲所謂的「烏賊車」，它所排放的廢氣中含有多種致癌物質。

倘若騎車不戴口罩，就形同把自己當作一臺「行動空氣清淨機」般，口鼻直接對著公車、汽車、機車排放的尾氣，暴露在高濃度的廢氣中。

臺大公衛學院詹長權教授曾做過一項研究證實，騎機車、搭公車、坐捷運，使用這三種不同交通工具的人比較起來，如果沒戴口罩，廢氣吸收最多的是機車騎士。汽機車廢氣就是一種空氣汙染，不只會造成氣喘、過敏、心血管疾病，肺癌當然不可避免的也涵蓋其中。

從國內的PM2.5空汙來源分析來看，汽、機車等移動汙染源和工業汙染源，以及其他汙染源（如路面揚塵、營建工程、露天燃燒、餐飲業等）各分占三分之一，比例不低。

這些汽機車廢氣中，含有不完全燃燒造成的二氧化氮（nitrogen dioxide，NO_2）等產物，加上PM2.5等細微顆粒，會對呼吸道產生刺激性的慢性發炎反應，過去NO_2與氣喘發病率即有不少相關研究，除了鼓勵民眾應多搭乘大眾運輸工具外，騎車外出時，也要記得戴上口罩。

一般市售棉布口罩可幫助隔絕較大顆粒之灰塵、黑煙及擋風；使用含活性碳的口罩，則可過濾掉廢氣中的有機溶劑及氣味。此外，選擇車流量較少的路線或時段，對降低空汙暴露量也有幫助。

空汙中慢跑

慢跑是良好的運動習慣，但跑步時的換氣量約是平時的十倍，倘若是在空汙情況下做激烈運動，就會不停把髒空氣吸入。有人形容，若不看空氣品質，紅、紫爆時仍出門跑步，與自殺無異！

相信許多人運動都是爲了健康著想，因此更要注意，空汙中慢跑不僅無法獲得運動的好處，更可能愈運動健康愈差。外出慢跑，或是進行騎單車、跑馬拉松等較激烈的運動，出門前最好先查看空氣品質預報。

選擇適當時機和地點運動，應留意以下幾項：

1 PM2.5大於五十微克／立方公尺時，就應避免戶外運動。

2 選擇靠近公園、水邊等樹木較多的地區，避免在大馬路邊跑步。

3 選擇清晨時段慢跑，避免上、下班時段。

至於戴口罩運動，則是不太建議，因爲換氣量會受到影響，氧氣量不足，會使體力降低，無法持久。

但若是新冠肺炎疫情期間想要運動，戴口罩也是一種逼不得已的選擇。

焚香

焚香、燒金紙除了增加PM2.5濃度外，還會產生下列多種汙染物：

多環芳香烴碳氫化合物（Polycyclic aromatic hydrocarbons, PAHs）：爲一百多種不同化學物質的合稱，當中有某些成分已被WHO國際癌症研究機構列爲第一級致癌物。

揮發性有機物（VOCs）：如苯、甲苯、甲醛等，具致癌性。

重金屬：鉛、錳等。

上述這些物質會對人體健康造成損害，特別是有心肺功能障礙的民眾，如慢性阻塞性肺病、氣喘等，更應盡量避免暴露於焚香、燒金紙的環境中。

近年來，國內知名的行天宮、龍山寺等大型寺廟配合政策，已經停止焚香與燒金紙，對改善空氣品質有不小幫助。

唯目前有些迎神廟會、遶境等活動，仍習慣燃放大量鞭炮，不僅有安全上的疑慮，也常造成空汙值瞬間飆升，希望未來能逐漸減少。

只要有燃燒，就會帶來空汙，影響呼吸健康，祭拜時改用雙手合十拜拜，或是使用環保相關用品（如電子蠟燭、環保電子香、環保鞭炮、環保香爐等），相信不會影響對神明的誠心。

我們在醫院裡也都會拜拜，過去多是點三炷香、燒個一小時左右，現在已改成「只插香不點」，心意是一樣的。

長輩如果要在家中點香，我也都會提醒一定要注意開窗通風，香燒完後至少保持開窗半小時讓空氣流通，以降低影響。

—多環芳香烴碳氫化合物（PAHs）的致癌性—

空氣中的PAHs通常是混合物，當含碳物質不完全燃燒時，就會產生PAHs。PAHs可從室外進入室內，也可能因爲室內抽菸、烹飪、燃油暖氣、開放式壁爐、點香而產生。在都市或工業區，PAHs主要源自於交通排放；過節期間，烤肉也成爲來源之一。

PAHs除了吸入外，還會藉由皮膚吸收，或吃下燒烤食物等途徑進入人體。

多環芳香烴碳氫化合物會破壞體內的遺傳物質，引發癌細胞增長，增加癌症的發病率，臨床實驗報告指出：若長期接觸高濃度多環芳香烴碳氫化合物的混合物，會引起皮膚癌、肺癌、胃癌及肝癌等疾病。

淨化空氣，別讓吸空汙成爲日常

先前和我一起出書的國家衛生研究院國家環境醫學研究所所長陳保中教授曾形容說：「空汙，已成爲這一世代的『新菸草』！」這句話說得相當貼切。

空氣汙染會無時無刻的殘害著我們的身體，只要還有呼吸就不能倖免，嚴重威脅我們的生命。

美國有研究證實，細懸浮微粒PM2.5每減少十微克／立方公尺，平均壽命可增加七到八個月；顯示PM2.5是影響人類壽命關鍵之一。

一項橫跨歐洲九個國家、追蹤三十多萬居民長達十二年的研究也發現，每立方公尺空氣中，PM2.5只要增加五微克，罹患肺癌的風險就會增加百分之十八！當然相關數據不僅於此，有愈來愈多資料都證實了空汙對人類健康的影響甚巨，不只是肺部成爲空汙環境下最直接的受害器官，甚至也因爲PM2.5具有超強穿透力，對人體的傷害遍及全身：小到對呼吸道、眼睛、皮膚形成過敏刺激，大到增加心肌梗塞、狹心症、冠狀動脈硬化等罹患率，還可能導致腦血管問題，引發腦中風、失智、腦神經退化，更嚴重的是肝癌、乳癌、腎臟癌、膀胱癌、腦癌等均陸續證實有其相關性，也可能影響到孕婦，造成胎兒早產、流產，寶寶出生後過動、注意力不集中等問題，禍害下一代。

WHO國際癌症研究機構在二〇一三年將空氣汙染列爲人類一級致癌物，也提出警告指出，空汙是全球最重大的環境致癌因子，倘若忽略其嚴重性，或是不懂得如何防範，這無聲殺手恐在你的每一口呼吸間默默潛入，埋下「提早死亡」的隱性危機。

何謂PM2.5，如何偵測？

PM2.5是空氣中的細懸浮微粒，直徑只有一根頭髮的二十八分之一，因爲分子實在太小，小到一吸，微粒就會直接被吸到肺泡，進入微血管，再到全身的循環，不像大的懸浮粒子會經由咳嗽或呼吸道纖毛排出，所以相當難防範，連能阻隔病菌的N95口罩也無法保證能完全阻擋。

不管是在室內、外，都會遭遇到PM2.5問題，若想偵測，居家可以裝設微型的空氣品質感測器，或是在出門前先查看環保署的「空氣品質監測網」，也可以下載環保署「環境即時通3.0」app，都有即時及未來空氣品質的預測資料，在空品狀況好的時候或是準備好口罩再出門。

另外，還有一個名爲「空氣盒子（EdiGreen AirBox）」的空氣品質監測軟體，由中研院資訊科學研究所、民間科技業者與公民科學家共同合作研發，蒐集全球超過一萬個監測站、遍布五十個國家與地區的相關數據，平均每五分鐘更新一次，使用者只要透過網頁或手機app，即可隨時監看各據點當下的PM2.5和溫度、溼度等資訊。

空氣品質的監測項目包含細懸浮微粒PM2.5、懸浮微粒PM10、一氧化碳（CO）、二氧化硫（SO_2）、二氧化氮（NO_2）及臭氧（O_3）等濃度，整合其對人體健康的影響，成爲「空氣品質指標」AQI，除了依其數值顯示嚴重度外，通常也會用不同顏色標示，以做爲民眾日常活動參考。

AQI顯示綠色時，代表空氣品質好，可正常進行戶外活動，但若出現橘色、紅色，甚至紫色（即我們經常聽到的「紅爆」、「紫爆」等），就表示空氣品質不良，長時間暴露在室外可能會對身體造成危害。原則上，「橘色」等級以上的程度，就應該減少長時間在戶外進行劇烈活動或避免外出。

溼度高或低對肺較好？

我們的肺就像一塊「溼海綿」，在身體裡是潮溼狀態，因此需要透過鼻腔幫忙保溫和保溼，讓吸進來的空氣經過鼻腔增溫和溼潤，以免空氣過冷造成過敏，同時也維持等量溼度，幫助肺臟正常運作。所以，合適的溫、溼度也很重要，空氣太冷、太乾會使氣管及肺部產生更多黏液，咳嗽變多；空氣太熱、太潮溼，則會孳生黴菌、塵蟎等微生物，對呼吸道健康不利，容易引起過敏、氣喘或肺炎等。

臺灣處於亞熱帶，氣候溫暖潮溼，溼度一般都高達百分之七十五以上，而只要大於百分之六十就容易生長黴菌。如果環境潮溼，呼吸道開始有點不舒服時，建議使用除溼機，將環境溼度控制在百分之四十到六十之間，既能讓呼吸道舒服許多，也可以降低黴菌和塵蟎量（塵蟎生長的最佳溼度是百分之七十五到八十之間，相對溼度在百分之五十以下便無法生長）。

居家窗戶到底要開或關？

視空汙和溼度狀態，如果正常，大多時候還是應該開窗，讓空氣流通比較好，因為室內環境可能有甲醛、二氧化氮等有毒氣體，或像是家庭中可能有寵物毛髮、塵蟎、牆壁及夾板中的黴菌等生物汙染，濃度高時會引發人體過敏、呼吸道慢性發炎等問題，需要透過開窗通風、換氣，才能常保居家的舒適及健康。

許多人以為回到家就可以避開外頭的髒空氣，已經乾淨、安全了，但其實室內空氣可能比想像中更髒，加上大多數人一天有近百分之九十的時間都待在室內，室內空氣品質對健康的影響，其實比想像中嚴重。

根據美國聯邦政府環境保護署（Environmental Protection Agency）的研究報告指出，室內空汙的嚴重程度可能是室外的二到五倍，有時甚至超過一百倍。國際期刊《自然》（*Nature*）發表過的研究報告也顯示，室外空汙每年造成約三百三十萬人死亡，居家環境等室內空汙卻造成每年三百五十萬人壽命縮短。

以存在於室內裝潢材料（如木隔板、黏著劑等）和家具中的甲醛來說，WHO已認定爲一級致癌物，會持續釋放長達三到十五年。在醫院裡我曾遇過一次辦公室整修，要將原本在地下室的倉庫改成辦公室，但沒想到這十幾年的建築，測量時甲醛仍超標，後來加裝通風設備，每小時固定換氣六次、連續半年後，才檢測正常。

甲醛是一種飄散在空氣中的揮發性物質，超過〇・五ppm眼睛就會感覺有刺激感，隨著吸進的量愈多，呼吸道刺激症狀如氣喘、過敏等也會開始加劇。此外，甲醛含量愈高、接觸時間愈長，還會有罹癌的風險，目前研究發現，吸入過量甲醛會增加白血病、鼻咽癌等罹患率。

室內的PM2.5也不容忽視，有數據顯示，單是使用吸塵器，就有可能產生百倍的PM2.5粒子，並停留在室內至少長達二至三小時；炒菜油煙更可怕，排放個五分鐘，所釋放出來的PM2.5會瞬間暴增至一般空氣的二十倍量。這種經由油炸、高溫炒菜或煎煮所釋放出來的小顆粒油汙，是完全液態油溶性的懸浮微粒，具高度黏附力，家庭主婦應該都有經驗，沾黏在抽油煙機風扇葉片上的油漬是很難拭除的，同樣的，當微粒被人吸入，累積在肺部角落深處時，更是幾乎不可能被移除。

空間環境密閉容易造成空汙，唯有靠空氣流動，才能加以擴散、排除，所以要經常通風換氣。要降低室內空汙，建議每天出門前把門窗關好，減少灰塵或汙染物進入室內，回家進門後再將屋內對角兩處窗子打開，以引進戶外空氣、幫助通風。

當然也可使用空氣清淨機補強，但要注意機器應擺放在愈靠近「使用者」的位置愈好，因它所吸附、吹出的過濾新

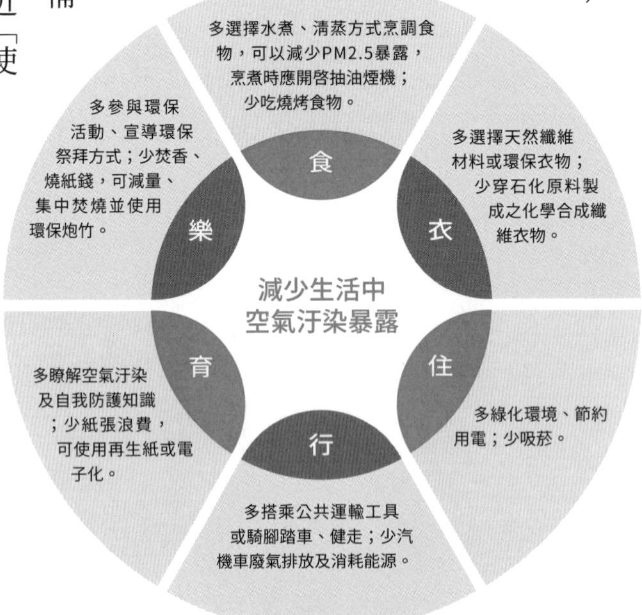

減少生活中
空氣汙染暴露

食
多選擇水煮、清蒸方式烹調食物，可以減少PM2.5暴露，烹煮時應開啓抽油煙機；少吃燒烤食物。

衣
多選擇天然纖維材料或環保衣物；少穿石化原料製成之化學合成纖維衣物。

住
多綠化環境、節約用電；少吸菸。

行
多搭乘公共運輸工具或騎腳踏車、健走；少汽機車廢氣排放及消耗能源。

育
多瞭解空氣汙染及自我防護知識；少紙張浪費，可使用再生紙或電子化。

樂
多參與環保活動、宣導環保祭拜方式；少焚香、燒紙錢，可減量、集中焚燒並使用環保炮竹。

資料來源：《衛福季刊》No.16

圖1 六方向減少空汙暴露

鮮空氣，影響範圍大約只在氣口寬度的一百二十倍距離內而已，且要記得定期更換濾網等耗材，否則吹出來的恐怕只是不斷循環的室內髒空氣。

減少生活中的空汙暴露，可參考衛福部針對食、衣、住、行、育、樂擬出的六方向指引。（參見右頁圖1）

—家戶烹煮油煙致室內PM2.5超標—

臺灣室內環境品質學會進行了一項「二〇二〇年室內環境品質健康危害因子探討及健康促進研究」，想瞭解在居家、職業環境與特定室內公共場所中之空氣汙染物質流布狀況。結果發現，一般的家戶在烹調時段會有較差的空氣品質，常因廚房和客廳流通，造成整體PM2.5濃度超標。而最近相當受歡迎的氣炸鍋，雖然用油量較傳統烹調方式要少，但同時也是以高溫原理進行烹煮，一樣會產生油煙及微粒，如未有適當通風仍會造成室內的空氣微粒濃度增加，使用時需注意通風及排氣。

藏在日常用品中的有毒物質

日常生活中，還有一項值得關注的空氣汙染源是揮發性有機物（VOCs）。除了先前提到的甲醛，許多日常用品也都含有揮發性有機物，包括各種清潔劑、地板蠟、殺蟲劑、電蚊香、芳香劑、香氛蠟燭等，或是愛美族群喜歡使用的香水、指甲油、卸甲油、髮膠等經常都含有這類物質，接觸時會刺激皮膚、眼睛和呼吸道，一旦濃度過量或長期暴露，恐致呼吸困難、胸痛、咳嗽、肺水腫、肺纖維化等症狀，還會傷害肝、腎功能及造血系統，導致白血病。

揮發性有機物和空氣微粒不同，空氣微粒是「固體」，由於非常細微，吸進體內後，可穿透肺部氣泡，進入血液循環，本身並非有毒物質，但會吸附著重金屬等有毒物質，進而造成器官損傷、癌化等。揮發性有機物則屬看不見的「氣體」，散布在空氣中，和空氣一起進入人體，不像空氣微粒還有機會被N95口罩阻擋，揮發性有機物完全無法被過濾，只能靠活性碳吸附方式或在室內多種一些特定植物，如：黃金葛、波士頓腎蕨、常春藤、非洲菊等來幫助消除。

揮發性有機物是室內空氣最主要的汙染源，且室內濃度可能比室外高十倍。最有效的預防措施就是減少使用含有揮發性有機物的物品，減少汙染源數量，並多保持窗戶通風，用新鮮空氣來稀釋和降低VOCs濃度，以免在不知不覺中受到侵害。

此外，有「致命粉塵」之稱的**石綿**也充斥在我們的生活周遭。像是許多乾燥劑、滑石粉（talcum powder）[10]類的產品，就可能含有石綿成分，過去我們醫師常用的外科手套也會摻有滑石粉，來避免沾黏、不好穿脫，還好現在都已禁止使用。石綿纖維無法被人體吸收，對肺部健康極具殺傷力，吸入後會沉積在肺部，造成慢性刺

---

[10] 滑石粉是天然的矽氧化結晶礦物，能吸收身體表面水分讓身體保持乾爽，而被拿來當作爽身粉的基底粉，也一直被廣泛使用在蜜粉、腮紅等粉質化妝品中。天然開採且未經過濾的滑石粉，就可能夾帶有具高度致癌風險的石綿，人體長期接觸可能引發肺癌、間皮瘤（指生長在胸腔黏膜或腹腔黏膜上的惡性腫瘤）與身體其他部位的癌症，如胃、腸、食道、胰腺、腎與卵巢等，且從接觸到致病，潛伏期長達數十年。臺灣已在二〇〇五年將石綿列為化妝品禁用成分，不得檢出。

激及發炎，增加肺癌、惡性肋膜癌等風險。WHO國際癌症研究機構將之列爲一級致癌物，陸續被許多國家禁用。

最近一則熱門相關新聞是，許多人小時候曾經用過的知名產品「嬌生嬰兒爽身粉」，被美國食品與藥物管理局（FDA）發現當中含有微量石綿。爲此，嬌生集團(Johnson & Johnson)除主動回收市面上三萬多瓶產品外，也在二〇二〇年五月底宣布，永久停止「嬌生嬰兒爽身粉」在北美地區銷售，原因是自一九九九年以來，美國累積有高達兩萬多件因使用嬌生產品致癌的訴訟案例。隨後知名化妝品牌Chanel、Revlon與L'Oreal也紛紛跟進，宣布旗下出產的蜜粉改良新配方，不再使用滑石粉來充當基底。

二〇二〇年底，臺灣某日系日用品大廠販售的珪藻土（矽藻土）浴室踏墊、杯蓋等九項商品，被驗出含有超標石綿，廠商宣布全面回收兩百四十一萬件問題商品外，並開放消費者退換貨。珪藻土因具有超吸水、除臭、抗菌、防霉等特性，經常被用來做成杯墊、肥皂墊等各種有吸水需求的商品，業者懷疑可能是製程或原料遭到石綿汙染。這些日用品都相當近身滿布在我們生活周遭，不可不愼。

不僅於此，由於石綿防火、耐熱又輕便，早年曾廣泛運用在建材（天花板等）、汽車煞車皮、防火地毯等。記得我在彰化二林的老家也是使用石綿瓦，小學時期家中擴建，爲解決西曬問題而裝置，多年風吹日曬下來，恐有釋放石綿的風險。

目前環保署已全面禁止石綿之製造及多項用途，包括禁止使用於新換裝之飲用水管及其配件，也禁用於製造石綿板、石綿管、纖維水泥板、石綿防水膠、隔熱材料、矽酸鈣板、石綿繩索、石綿墊片、石綿瓦，及煞車來令片等。但環境中早已存在的石綿仍爲數不少，威脅著我們的健康，值得注意。

增益肺功能的運動

我們常聽說運動可增進「心、肺功能」，鍛鍊「肺活量」，然而，做哪些運動，維持或提升的是哪些功能呢？在介紹增益肺功能的運動前，我們先來認識一下什麼是肺功能，以及肺功能的重要性。

肺功能與呼吸功能牽涉人體的「換氣量」，這部分主要負責的器官就是肺臟。肺臟透過呼吸進行氣體交換，將空氣中的氧氣帶進身體，再將身體產生的廢氣——二氧化碳排出。整個過程是在肺臟裡的肺泡及微血管進行擴散作用：氧氣穿透肺泡膜擴散進入微血管，使原本帶有缺氧血的紅血球變爲充氧血，再由心臟及動脈運送到全身。身體細胞所產生的二氧化碳則由肺微血管擴散到肺泡，再由呼吸道排出體外。因此，有良好的肺功能與呼吸功能至爲重要。

身體的細胞、器官要維持正常功能，均需要肺臟吸收足夠氧氣並排出二氧化碳。有良好的呼吸功能，才能維持健康，若呼吸異常，如呼吸道受阻或肺活量太差，會引起氧氣量不足或二氧化碳大量累積，影響新陳代謝，甚至導致呼吸衰竭、腦組織缺氧，留下永久性傷害。

呼吸功能的好壞，更是影響許多疾病預後（Prognosis，預測疾病的可能病程和結局）的關鍵，例如，有良好的肺活量，當氣管裡有痰時就可以順利咳出，倘若肺活量不足、痰咳不出，愈積愈多的情況下，將造成肺部發炎，增加死亡風險。

又或者，當我們不幸罹患肺癌，需要動刀切除時，醫師也會評估病人的肺功能，畢竟肺臟切除後不會再生，一旦患者原本的肺功能不佳，自然也就影響到能夠切除的範圍，使得疾病控制受到影響及限制，當然手術風險也相對較高。因此，良好的肺功能，是爲生病時的治療條件及復元能力做「儲備」。

好的呼吸功能必須兼顧肺活量、吐氣量、肺臟的氧合能力，甚至是心臟功能。一般民眾所熟知的「肺活量」（Vital capacity），其實只是其中之一。

在呼吸功能中，簡單來比喻，肺活量就像是我們手上擁有的資產，好比不動產、股票、存款……，「老本」當然是愈雄厚愈好，但是遇到生病等緊急狀況時，就必須要有足夠的吐氣（咳痰）能力，這像是能夠靈活運用的「現金」，在必要時能夠用得上，否則「再多錢、卻不能活用」，也無用武之地。

肺活量和吐氣能力必須相輔相成，肺活量大，得有暢通的呼吸道，才能幫助氣體運送；若有暢通的呼吸道，肺活量卻很小，同樣徒然無功。肺氣腫患者就屬前者，肺很脹，氣卻吐不出來，形同「沒有用的肺活量」。

肺活量以公升數計，會隨性別、年齡、身材、呼吸肌強弱、肺和胸廓的彈性等因素，而有個別差異。

一般成年人肺活量大多爲二．五到三．五公升，運動選手則可到五、六公升的水準，通常身體愈強壯，肺活量就愈大，然而隨著年紀增長，約在二十五歲左右達到顛峰後便逐漸下降，主要原因是肌肉力漸減，無法把胸廓肋骨拉得那麼開，縮減了肺容積。

正常人自二十五歲起，每年肺活量約下降二十至三十毫升，抽菸者肺活量下降爲六十至九十毫升，甚至高達一百五十毫升，下降速度增加七倍，且無法恢復。所以年輕時愛抽菸可能覺得沒問題，一旦等肺活量下降至五成，就回不去了。

肺活量若只有一般人的七、八成，在做激烈運動時就會覺得喘，只有一般人的五成時，日常生活會有問題，如爬一、兩層樓梯就覺得喘，而有嚴重肺部疾病的人，肺活量可能是在一般人的三成以下，這時候恐連下床、上廁所、換衣服等行動都會喘，嚴重影響生活品質與自理能力。

提供一個簡單的概念，肺活量在檢測時是使用肺量計（Spirometry），測量用力將空氣完全吸飽、再用力吐出的最大空氣量，所呈現的是比較值，也就是和所有人的肺活量平均值做比較。一般要能達到平均值的百分之八十以上才算是健康，若有相關疾病可能就會在百分之六、七十以下，有運動習慣者肺活量較佳，常見可達百分之一百二十、一百三十以上。

比較需要注意的是，平常生活中不會一直用力呼吸或深呼吸，所以使用到的肺活量大概只有兩、三成左右，因此，肺活量差有可能不自覺，除非是做劇烈運動時會感覺到喘，或是經由檢測才能得知。

肺的體積大，但氣吐不出來也沒用，像是抽菸者或氣喘病人等，他們的呼吸道狹窄，瞬間可以用的氣很少，若緊縮到無法換氣，就會有生命危險。而一般人也必須要有通暢的呼吸道，才能有充足的氧氣供身體使用，否則長期血氧不足，會影響身體機能，產生疾病。

吐氣量顯示呼吸道是否暢通，也代表一個人的咳嗽能力。在進行肺功能檢測時，會以用力呼氣一秒量（forced expiratory volume in one second, FEV1）和尖峰呼氣流速（peak expiratory flow rate, PEFR）爲指標，來瞭解呼吸時進出肺部的氣體量及其流速。

連同肺活量合併評估，當一個人的肺容積與呼吸流速都正常時，通氣功能大致是正常的。

進行肺臟手術前，也會以肺量計做肺功能檢查，主要參考指標是用力呼氣一秒量，因爲一般人用力吐完氣的時間約需三秒鐘，其中大部分空氣都會在第一秒呼出，檢測用力呼氣一秒量較精確，可藉此推估咳嗽能力及手術安全性、病人術後存活率及對日後生活的影響等，而若是較複雜的手術還需加上心臟超音波及運動肺功能檢查。

肺臟的氧合能力指的是氣體交換能力。如同腸胃道除了構造健全外，也需要有好的吸收能力；當氧氣進入肺臟，會經由擴散，完成氧合作用，但若肺泡膜因病變或吸菸導致纖維化，即使有吸入空氣達到肺泡，氧氣也無法穿透肺泡膜提供身體運用，形同虛設。

除上所述，肺功能也和胸壁的肌肉及橫膈膜的力量有關。我們的胸腔在呼吸時就像是一個幫浦，吸氣時，肋骨向外、橫膈膜往下沉，使胸腔擴張、腹腔變小；呼氣時，橫膈膜上升、胸壁向內收縮，順勢將肺臟裡的二氧化碳擠出。因此，吸氣時要能讓胸壁擴增到最大、橫膈膜下壓到最低，如此才能讓肺活量上升。

現代人久坐或習慣駝背，都可能壓迫肺部，影響肺活量，而缺乏較高強度的運動，也會導致相關肌肉無法大力運動，使吐出的氣體量小而弱，因此，想要增強呼吸功能、增加肺活量，多做一些胸壁肌肉及橫膈膜的肌力訓練是必要的。

—自我檢測肺功能的方法—

一分鐘登階測試：臺灣胸腔暨重症加護醫學會的「一分鐘登階測試」，是依據一般人一秒鐘約可爬一個階梯的速度，來檢測肺功能及肺阻塞風險。

五十到八十階以上：一分鐘之內可登階五十階以上，表示肺功能相當不錯，屬於低風險族群。

三十到五十階：一分鐘之內登階三十到五十階，屬於中度風險族群，需檢視是否有吸菸史或喘、咳、有痰等症狀，應多留意肺功能狀態。

〇到三十階：一分鐘之內只能登階〇到三十階，便屬於高風險族群，代表肺功能很差，要盡速就醫。

六分鐘行走測試：由美國胸腔醫學會（ATS）開發的六分鐘行走測試（6MWT，

The 6-minute Walk Test)，是用來衡量一個人步行六分鐘的最大距離，以評估其心肺運動能力。

測試時可選擇在三十公尺長度的走廊，或利用居家室內空間（建議至少十五公尺長），以舒適但稍快的速度於固定距離中來回行走，同時搭配指尖血氧機及計步器，測量六分鐘內之血氧濃度及總共走多少距離（以公尺計）。

一般健康人之血氧飽和濃度約爲百分之九十五至一百，至於六分鐘行走總長度會依年齡、身高、體重、性別不同而有所差異，但大致而言應落在四百至七百公尺間，且是輕鬆、不費力的，否則就得注意是否心肺功能不足。

生活中有益肺功能的簡易運動

強化肌肉力量、提升呼吸效率是鍛鍊肺活量的方法。可以透過訓練胸壁肌肉及橫膈肌來提升肺活量。像是練習用腹式呼吸，或是進行能加強上臂肌力的各式運動，以及平時多做深呼吸和擴胸運動等，持之以恆，都對維持呼吸功能、增加胸壁彈性有很大的幫助。

以下介紹幾個可以增益肺功能的日常保健運動。

擴胸運動：胸腔和四肢關節一樣需要經常固定伸展鍛鍊，擴胸運動是以抬手外展幫助我們張開胸腔吸進更多空氣。曾有研究指出，人類在一小時之內約有三至四次不自覺的深呼吸，就是在幫胸廓拉筋，打開胸腔（參考左頁圖2）。

要留意的是這個動作不是在練手，而是在練胸廓，必須把胸腔伸展開來才有用。許多臺灣中生代在學生時期做的國民健康操，就有雙手外展、挺胸的動作，可以回想一下做看看。

建議每坐半小時，就起身活動一下，做些擴胸運動，同時搭配深呼吸，平時也應盡量抬頭挺胸，減少滑手機、避免駝背，提供肺臟呼吸時的足夠空間。

腹式呼吸：呼吸要有效率和品質，如果呼吸得太淺，氣體只在上肺葉交換，其實並無法完全滿足身體的需求。採取腹式呼吸能促進橫膈膜的功能、減低呼吸速率，及增加胸廓活動度（參考左頁圖3）。

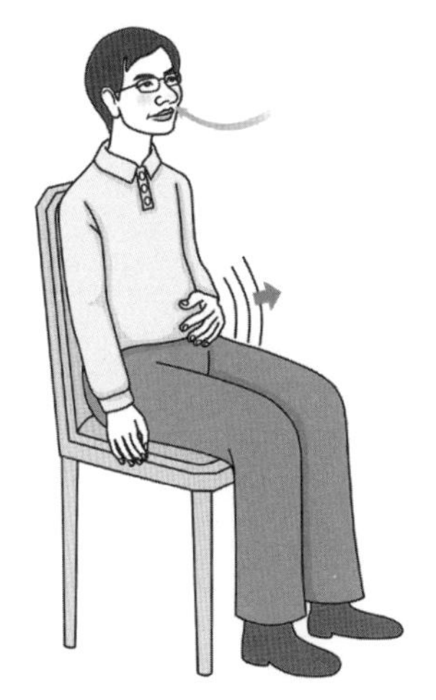

❶ 深吸氣，感覺腹部漸漸鼓起

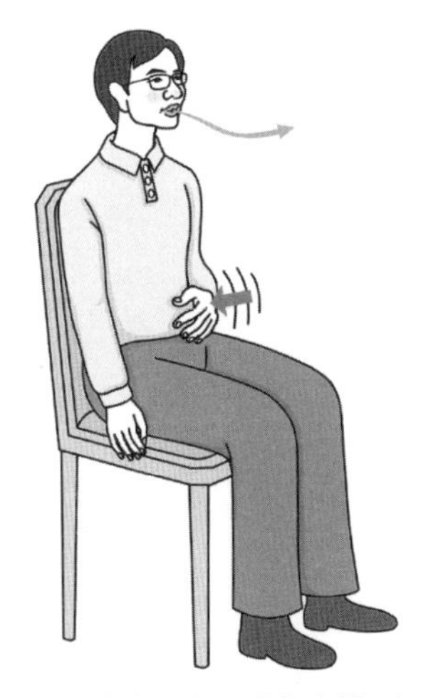

❷ 慢慢吐氣，腹部自然下沉

圖3 **腹式呼吸**

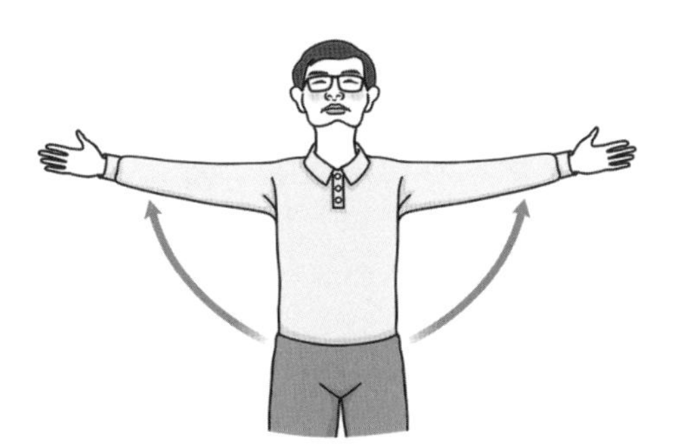

❶ 張開雙臂，抬手外展，同時吸氣

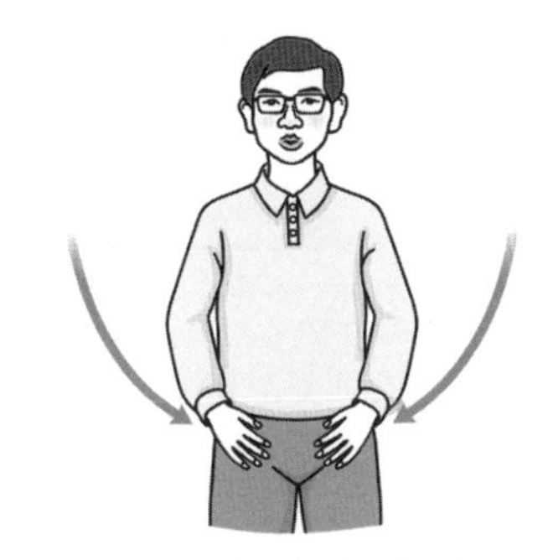

❷ 放下雙臂，同時吐氣

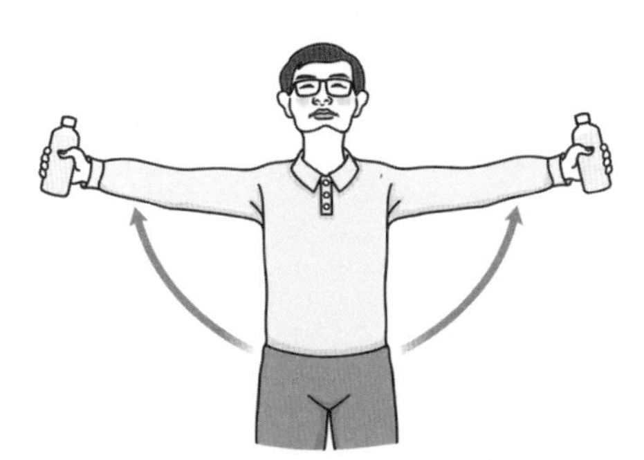

❸ 熟練之後，可拿著水瓶練習

圖2 **擴胸運動**

做法是先吐完氣後、用鼻子深吸氣，吸氣時將手放在腹部，要感覺到腹部有漸漸鼓起，想像一顆吸飽氣的氣球；等吸到極限時，再噘起嘴來慢慢吐氣，此時應感到腹部回縮，逐漸恢復平坦。

吸氣同時亦可讓肩部向後外展，以利肺部擴張，吐氣時肩部再慢慢回復原位。吸、吐氣的時間長度建議爲一比二或一比三，可每日做三回，每回一百次，來增加肺活量，但若在進行時有感到頭暈或不適就先暫停，這可能是因爲吐掉太多二氧化碳造成的。

圓唇呼吸：這是一種訓練吐氣的方法。好處是能使呼吸道保持一定的壓力，降低肺內肺泡塌陷，同時訓練呼吸肌肉的力量，增加肺部氣體交換功能，此外，這種呼吸法也能讓人感到放鬆、減輕焦慮，使呼吸次數降低。

練習時，選擇一個自己覺得舒適的位置，放鬆肩膀、身體坐直、頭向前傾，雙手則撐著大腿或桌面。

吸氣時，使用鼻子吸氣，心中默數一、二，此時須將嘴巴閉上，避免口乾及嘴巴漏氣。

吐氣時，再以噘嘴方式（像在吹蠟燭），將空氣經由口腔緩緩吐出。吐氣的長度約是吸氣時的兩倍，所以吐氣時要在心中默數一、二、三、四（參考圖4）。

圓唇呼吸有助維持氣道通暢，每天可練習十分鐘，於早上、中午、下午、晚上各做一次。幾次練習後，會慢慢覺得呼吸變得輕鬆或順暢。⑪

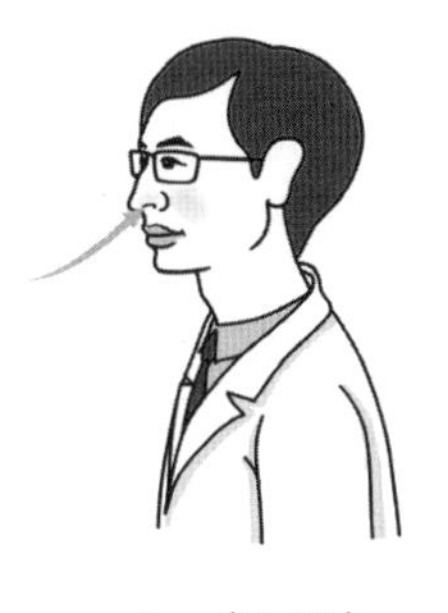

❶ 鼻子吸氣，心中默數一、二

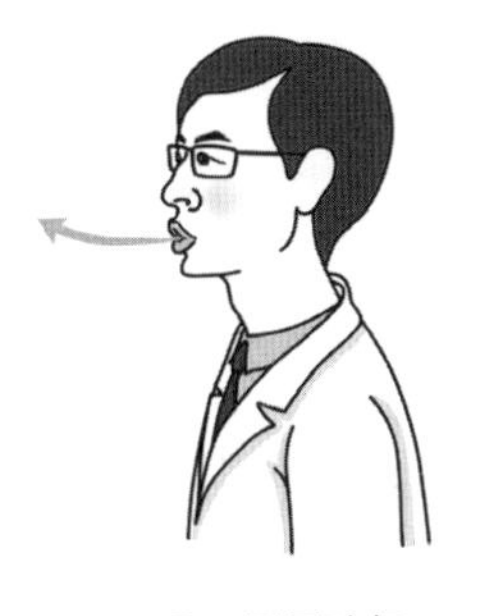

❷ 圓唇吐氣，心中默數一、二、三、四

圖4 **圓唇呼吸**

⑪ 擴胸運動、腹式呼吸及圓唇呼吸，可參見臺大醫院物理治療中心的「新冠肺炎病患出院前後的呼吸運動」示範影片，雖是提供給新冠肺炎病患的呼吸運動示範，但做法相同。影片連結：https://reurl.cc/g25ap4。

唱歌或吹奏樂器：通常胖的人比較容易喘，是因為肚子大，橫膈膜降不下去，呼吸空間小，只得增加呼吸次數；相對來說，練過聲樂、很會唱歌的人，呼吸就比較有效率，因為不論是唱歌或吹奏樂器，在一呼、一吸過程中，能訓練到「丹田」，讓橫膈膜與胸腹部肌肉相互配合運作，增強肺功能，不僅可以幫助紓壓，讓心情愉快，還是非常好的增進肺功能運動，一舉兩得。

若不愛唱歌，也可用吹氣球的方式來鍛鍊肺功能：先深吸一口氣，再對著氣球慢慢吐氣，直到氣吹完為止，每回重複做至少十五次，每天練習三回合，也會有很好的效果。

其他增強肺活量的運動：任何運動只要執行時間和強度足夠，都可以強化心肺功能，特別是游泳，因為在水中可以對肺部產生壓力，進而提升呼吸肌肉功能、強化肺活量，是訓練肺活量最有效的運動。此外，慢跑、健走、騎自行車、跳繩、伏地挺身等，亦可訓練心肺耐力。至於年紀大、體力不好的人則可練習太極拳或氣功，在做動作時搭配吸氣，手回復身側時搭配吐氣，雖較緩和，但可搭配呼吸韻律，對肺活量的提升也有幫助。

—測量最大呼吸量—

1 先用測量尺沿肋骨最下緣繞胸廓一圈，雙手交疊固定住測量尺。

2 深吸一口氣，記錄此時的胸圍（最大胸圍）。

3 接著慢慢把氣吐完，再記錄此時的胸圍（最小胸圍）。

將步驟2及3所測得的數字相減，所得到的「呼吸差」，正常來說，應該要在五公分以上；如果小於三公分，就算是呼吸太淺。

飲食與肺癌的關係

人體會長出腫瘤，是經過一連串漫長的癌變過程所致，簡單來說，就是正常細胞發生基因突變，病變成爲癌細胞，再經過不正常的分裂、增生，最後便形成腫瘤（參考圖5）。

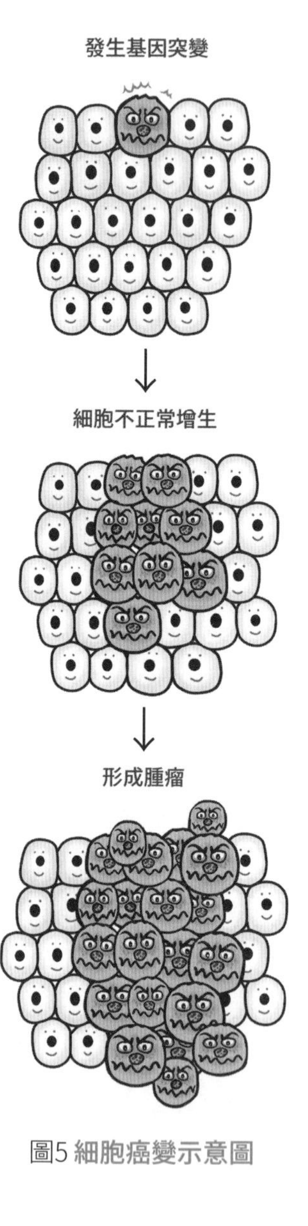

圖5 細胞癌變示意圖

醫學上將之晝分爲三大階段，依序爲「觸發期（initiation）」、「促進期（promotion）」與「進展期（progression）」，所有癌症都是這樣的過程。

「觸發期」是最初正常細胞接觸到致癌因子而出現病變的階段，包括環境毒物、煙霧、食品毒物、輻射等都是致癌因子，可能使正常細胞產生病變。接著，當細胞被誘導、觸發產生變異後，會進入「促進期」，從病變細胞又促進成爲癌細胞，在這階段包括營養不良、氧化壓力、慢性發炎等，都是相關的促癌因子，之後癌細胞若再繼續增生、分裂進入「進展期」，最後的結果便是形成腫瘤（參考圖6）。

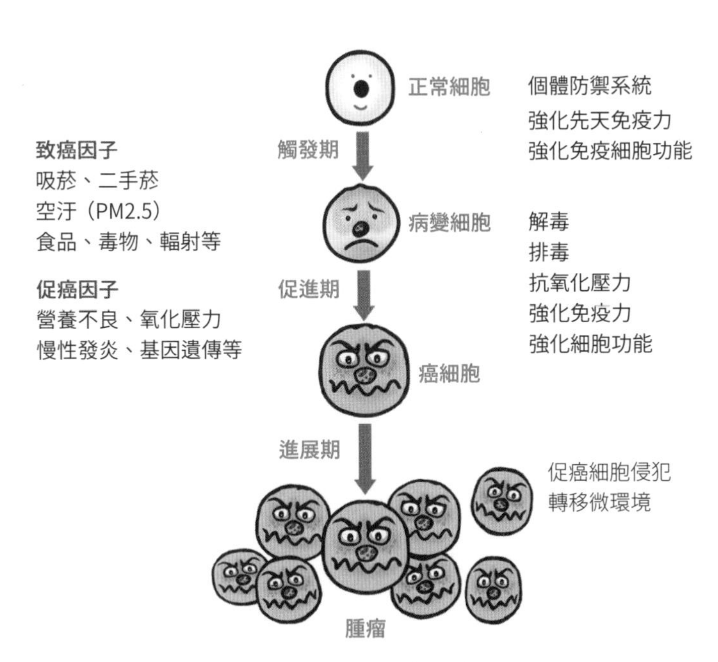

圖6 細胞癌變過程及致癌促癌風險因子

防癌飲食，天然最好

日常飲食影響力不輸環境致癌因子，但卻容易被忽略。

日常飲食攝取相關的食品添加物、防腐劑等，以及營養不均（包括過量或攝取不足），都在「上游」的基因突變起始階段，扮演著重要的催化角色。

二〇二〇年，臺大醫院胸腔外科與中研院化學所所長陳玉如、院士楊泮池等學者，於國際權威期刊《細胞》（*Cell*）發表一份研究論文，這個研究發現，臺灣不吸菸肺癌患者的癌細胞基因具有五種突變特徵，也比對國外致癌突變特徵資料庫後，推論出本土環境中有五大可能的致癌來源。

五大可能致癌來源的部分，有三項與西方人相同——輻射、烷化劑及多環芳香烴；另外兩項，則爲臺灣人身上特有的，即硝基多環芳香烴及亞硝胺化合物（如煙燻或鹽醃肉類、菸酒檳榔、煎烤炸等含亞硝酸鹽食物，會和胺類食物結合，形成致癌物亞硝胺）的暴露。

簡而言之，這個研究成果顯示，不僅是空汙，吃進身體的東西也對肺癌有一定的影響。

此外，這篇研究找出的五個癌細胞基因突變特徵，當中的APOBEC原爲「防禦基因」，可幫助人體在癌化初始階段進行防禦。然而，這個APOBEC一旦發生缺陷，也就是出現基因突變的話，它的防禦和修復功能便會削弱，使癌症上身。

研究中推測，之所以造成這樣的變化，可能與食品添加物等致癌物有關；不過目前相關文獻資料仍不多，食品添加物是否增加APOBEC基因突變風險，有待更多實證與研究證明。

很多人會問，要怎麼吃、吃些什麼，才能預防肺癌？

事實上，所謂的防癌飲食，就是著重在一些天然營養素的攝取。因爲許多天然營養素與植化素（phytochemicals），都具有強大的防護功效，能幫助我們預防基因變異，或是增強防禦力，以避免細胞病變。

天然食物中富含的**營養素**，具有三大功效：

一、對抗自由基（free radicals）帶來的氧化壓力（oxidative stress）。

二、避免基因斷損，保護DNA完整性。

三、擔任防禦功能。

首先關於自由基的部分，自由基會攻擊基因，造成基因突變。人體無時無刻不在進行氧化還原作用，過程中會產生自由基，適量的自由基對人類有益，但過量的話，卻可能破壞或攻擊人體正常細胞、DNA等，而導致細胞變性（degeneration），造成老化和各種慢性疾病，如癌症等。

當身體存在過多的自由基，卻無足夠的抗氧化物（antioxidant）來平衡，就會造成細胞受損、器官功能喪失等不良影響，特別是黏膜層的傷害。黏膜層像是一道防護牆，在呼吸系統中，肺部、氣管的表皮層上都有黏膜，這道先天免疫防線完整的話，外界異物或毒物就不容易「沾」在細胞上而致癌。所以透過飲食中「抗氧化物」的攝取，可以降低氧化壓力，減少細胞老化、脆弱、突變與死亡的風險。

如同前面提到的，癌症的產生是來自基因的損害，許多營養素本身就具有基因保護作用，能防止基因變異。

至於防禦的功能，指的是阻絕外部毒物入侵，例如吃些能夠生津潤喉、潤肺的食材，作用就在此；以及幫助排毒，當毒素進入腸胃道後不會被吸收，就能使致癌風險性下降。這含括了先天免疫及後天免疫機制，都可靠營養素來強化。

高脂肪且蔬果不足的飲食組合，會造成膳食纖維、維生素、礦物質的缺乏，容易讓癌症找上門。

根據世界衛生組織建議，每人每天攝取四百到八百克（約四至八小碟）的蔬菜水果，有助於預防癌症；同時也建議，脂肪攝取量應限制在每日總熱量攝取的百分之十五至三十之間，其中飽和脂肪不可超過百分之十，反式脂肪不可超過百分之一。

此外，充足的膳食纖維也很重要，能夠避免致癌物質聚積在體內，也就是一般所謂的「幫助排毒」。一般成年人每日膳食纖維建議攝取量是二十五到三十五公克，若要吃到建議攝取量的低標二十五公克，至少天天要吃到五蔬果，若再將精緻白飯以五穀、糙米飯替代，就能夠輕鬆達標。

而存在於五顏六色植物性食物中的天然**植化素**（可想成是植物的色素），生化專家發現，像是番茄裡的茄紅素，深綠、紅、黃色蔬果中的β-胡蘿蔔素，黃豆的異黃酮，茶葉的兒茶酚等機能成分，雖然並不像維生素、礦物質一樣，可提供人體成長所需要的養分，卻同樣具有驚人的保健功能。

舉例來說，黃、綠、紅三色蔬果中所含的β-胡蘿蔔素，進入人體後會轉換成維生素A，能維持上皮組織正常代謝，保持呼吸道細胞膜完整性，以及上呼吸道抵抗力。因此可以每天吃一些深橘、紅色、黃色的蔬果，如胡蘿蔔、甜椒、番薯、南瓜、芒果、木瓜、葡萄柚等；深綠色蔬菜中的β-胡蘿蔔素也很多，像是菠菜、青花菜、綠色萵苣等，可以多加攝取。

另外，像是番茄、木瓜、石榴所富含的茄紅素，則具備有抗氧化功效，可協助對抗自由基、增強免疫系統（參見左頁表4）。

攝取各種不同的植化素，有助於預防疾病，提供身體適當保護力、促進健康，好處非常多，值得多留心。

營養素	作　　用	含量較多的食物
維生素A	保護黏膜表皮細胞的完整性。	蛋、乳製品、肝臟、深綠色和黃色蔬果（如胡蘿蔔、菠菜、番茄、番薯、木瓜、芒果）等。
維生素E	抗細胞膜之氧化壓力，減少自由基對細胞的傷害、防止細胞老化。	植物油、小麥胚芽、堅果、深綠色蔬菜、全穀類、豆類、酪梨、奇異果等。
維生素C	可增強維生素A、E的抗氧化作用。	芭樂、奇異果、柑橘類水果、甜柿、草莓、木瓜等，莓果類（藍莓、蔓越莓、覆盆莓等）。
維生素B_2	皮膚和黏膜細胞都需要維生素B_2，一旦B_2不足，則代謝掉的皮膚和黏膜細胞無法正常再生。嚴重缺乏將導致腫瘤、癌症發生。	奶類、蛋黃、瘦肉、綠色蔬菜、全穀類（糙米、全麥、燕麥等）、堅果類（芝麻、核桃、松子、腰果、開心果等）、豆類（納豆、黃豆芽等）。
維生素B_3（菸鹼酸）	提供細胞正常運作能量。	雞肉、胚芽、動物肝臟等。
維生素B_9（葉酸）	協助新細胞製造、保護細胞DNA完整性。 葉酸缺乏的人身上容易出現DNA損害，進而增加細胞變異的機率，發展爲癌症。	黃綠色蔬果，如菠菜、綠花椰菜、蘆筍、橘子、柳丁、酪梨等，以及豆類食物。
鐵質	提升免疫球蛋白活性。	肝臟、瘦肉、蛋黃、牡蠣、貝類、紫菜、海帶、紅莧菜、地瓜葉等。
硒	增強抗氧化能力，抑制早期癌細胞發展，防止癌細胞的分化與轉移，並增進免疫功能。	海鮮、瘦肉、蛋、蘑菇、大蒜、芝麻等。
鋅	抗癌、抗老化，也能促進傷口修復。	牡蠣、鰻魚、大豆、芝麻等。

表4 營養素的作用與攝取來源

養肺食材及迷思

對於「養肺」我們還常聽到有人推薦要多吃十字花科蔬菜，這是正確的。

二〇一一年，知名期刊《食物與功能》（*Food and Function*）指出，有研究發現，十字花科蔬菜含有豐富的抗癌活性成分，包括吲哚（Indoles）、硫配糖體（Glucosinolates）與異硫氰酸酯（Isothiocynates），可能降低罹患肺癌、攝護腺癌與腸胃相關癌症的風險性。

十字花科蔬菜包括甘藍菜（高麗菜）、芥菜、大白菜、小白菜、青江白菜、油菜、青花菜、花椰菜、大頭菜、蘿蔔、芥藍菜等，含豐富的維生素C與胡蘿蔔素，及多種植物化學物質成分，如蘿蔔硫素（Sulforaphane）等。其中，較常被提及的「國民天菜」高麗菜，因含有能有效預防肺癌的異硫氰酸酯，以及強大抗氧化力的蘿蔔硫素，加上本身爲「白色」，符合中醫所謂的「白色對應肺臟，養肺可多吃白色食物」的說法，認爲白色食材多富含水分，含有豐富的植化素、纖維素及抗氧化物質，利於補水，能滋陰潤燥，溫肺養肺。

不過，大家必須注意的是，所有的營養素都必須適當攝取才是「最佳化」的保健，不能偏廢，也不宜過度補充。例如，曾有國外大型研究發現，擅自服用胡蘿蔔素補充劑，可能會增加吸菸者罹患肺癌的風險；在二〇一七年《臨床腫瘤期刊》（*Journal of Clinical Oncology*）中也發現，若有抽菸又額外補充高劑量的維生素 B_6、B_{12}，則可能增加罹患肺癌風險性。雖然抽菸原本就是肺癌危險因子，且無大型研究證實補充維生素會導致癌症，但仍不建議過量補充高劑量（高單位）的維生素，以免未蒙其利，先受其害。

衛生福利部國民健康署根據國人體質和特色，制定「國人膳食營養素參考攝取量[12]（Dietary reference intakes, DRIs）」，當中就有列出各營養素的可耐受上限攝取值（Tolerable upper intake levels，簡稱UL值），建議民眾可以此爲參考，且最好從天然飲食中進行攝取，倘若無法吃到足量營養或在生病期間，再適量補充維生素，並不建議長期使用或是高劑量補充，超量易產生毒性，致癌風險反而會增加。

維生素D、維生素 B_{12} 及葉酸

近年來，有不少關於維生素D與癌症相關性的討論，相當多的文獻指出，維生

素D營養補充劑「可能」具有抗癌功效。在動物與細胞實驗中發現，補充維生素D能誘導細胞程式凋亡，抑制癌細胞增生、血管新生與抗發炎等抗癌機制[13]，特別對於肺部感染，維生素D具有抗肺部過度發炎反應的功效；但人體實證醫學研究的部分則相對有限，維生素D補充劑是否具有抗癌功效尚待更多研究確認。

二〇一一年美國國家醫學研究院即指出，尚未有充分實證科學研究證據以確定「有效降低肺癌風險的維生素D補充劑量」[14]，因此，維生素D營養補充劑在癌症預防或偕同癌症治療的角色上，其有效劑量、介入時間與目標族群等關鍵訊息，都是未來臨床試驗與流行病學研究的探索重點。

據衛生福利部所公告的維生素D每日建議攝取量：健康成人男女性（三十一至五十歲）爲五微克；五十歲以上年長者爲十微克，若使用超過可容忍上限值，即建議攝取量的五倍以上，則有中毒之虞，嚴重可能造成心血管硬化、腎結石、心律不整或死亡。民眾日常可適量攝取富含維生素D的食物，如鮭魚、鯖魚、秋刀魚、肝臟、全脂牛奶、蛋黃、黑木耳、香菇等，以及在紫外線強度較弱時（清晨或傍晚）多曬太陽，來幫助促進與維持維生素D的保健營養狀態。

而另一個值得探討的是關於維生素B群裡的葉酸（B_9）和B_{12}，國外有許多不同的研究結果出現分歧，有些數據顯示能夠降低罹患肺癌的風險、有些說沒用，也有的指出攝取過量時會增加風險等，且究竟要吃到多少「量」才能達到最佳保健功效？迄今仍無定論。

在國內，過去並沒有建立本土數據，所以在國家科學及技術委員會（原科技部）支持下，臺大和輔仁大學營養科學系近期合作進行了一項研究，企圖找出葉酸營養不良與罹患肺癌風險的相關性。

---

⑫ 詳細內容請見衛生福利部國民健康署「國人膳食營養素參考攝取量」。網址：https://reurl.cc/j10v4L。

⑬ Story, MJ., et al.. Essential sufficiency of zinc, ω-3 polyunsaturated fatty acids, vitamin D and magnesium for prevention and treatment of COVID-19, diabetes, cardiovascular diseases, lung diseases and cancer. Biochimie. 2021:187: 94–109.

⑭ Institute of Medicine (US) Committee to Review Dietary Reference Intakes for Vitamin D and Calcium. Dietary Reference Intakes for Calcium and Vitamin D. Washington, DC: National Academies Press; 2011.

這項研究計畫於臺大醫院胸腔外科門診進行收案，共招募一百一十七位受試者（非小細胞肺癌患者九十七位、非「非小細胞肺癌」患者二十位），以飲食頻率問卷進行調查，記錄受試者在確診前一年的飲食中，與肺癌相關營養素的攝取量，特別是葉酸；此外，也同時做抽血檢測，藉以觀察營養素在血液裡的生化指標，最後，將營養不良指標與病人的肺癌進展做統計分析，瞭解其互相影響狀況。初步結果發現，葉酸缺乏將增加肺癌患者的惡性轉移風險。該研究成果目前正投稿至國際重要醫學期刊。

就治療而言，降低癌症轉移機率很重要，因爲若能避免轉移，將癌症期別停留在早期，病情也就能獲得比較好的控制。這也讓我們思考，對於一般人而言，足夠的葉酸攝取是否能夠達到提早預防、保護的功效？依據衛福部「國民營養健康調查」資料顯示，國內中、老年人之葉酸攝取量普遍不足，不足率高達兩到三成，年輕族群亦然。

這讓我們不免擔心「葉酸營養攝取不足，可能增加罹癌風險」的問題，恐潛伏在一般國民之中，因爲每一百人就有二十到三十人的葉酸攝取量不足，致DNA突變及罹癌風險相對增加。此一警訊值得未來各界重視。期盼能有更多本土族群研究，以探討降低癌症風險之最適當葉酸營養攝取量，進一步做爲政府研擬國人葉酸建議攝取參考值之實證科學依據。

本篇由輔仁大學營養科學系學術特聘教授許瑞芬博士提供專業內容與見解，特別感謝許教授。

正確配戴口罩

經過新冠肺炎疫情的洗禮，相信大家對於口罩的使用都不陌生，它除了對於傳染性疾病有強大的公衛防疫功能，也是維護呼吸系統的一道堅強防線，爲我們阻絕許多疾病侵害。像是肺炎、流感等呼吸道感染疾病，大多透過飛沫傳染，使用一般醫用口罩可以幫助隔絕、過濾病菌，保護自己也避免傳播病菌給別人，而煮飯、騎車時配戴口罩，則能夠維護肺部健康，不讓有害物質「長驅直入」深入肺部並沉積。

然而口罩種類繁多，包括棉布口罩、活性碳口罩、外科口罩、N95口罩等，該怎麼選用？（參考左頁表5）。

進入人潮擁擠或空氣不流通之場所時，爲減少被感染風險，可以選擇佩戴**棉布口罩**；棉布口罩已具相當防護效果，呼吸阻抗小、透氣性佳，適合各年齡層使用，且清洗後還可重複使用，兼具經濟與環保優點。

常見的**活性碳口罩**，當中的活性碳具有多孔隙結構，能吸附有機氣體與臭味，

類　別	優點／功能	使用時機
棉布口罩	1.可重複使用，戴起來較舒服。 2.僅能過濾較大顆粒物質（如灰塵），無法隔絕細菌。 3.對六微米以上微粒及飛沫具有80%以上的阻隔效果。（咳嗽、打噴嚏所噴出的飛沫中，六微米以上的粒子占約八到九成。）	保暖、清掃工作，或買不到醫用口罩時替代使用。 過濾效果較低，但仍有保護力，健康人若爲防範流感等疾病，戴棉布口罩也可提供相當程度的保護。
活性碳口罩	可吸附有機氣體、惡臭及毒性粉塵，但不具過濾病菌的效能。	適合騎車、噴殺蟲劑、清潔劑或刷油漆時配戴。
醫用口罩 外科口罩	由三層質料構成，從外而內有防潑濺、過濾及吸收溼氣的功能，對於六微米左右的微粒有90%以上的阻隔效果，能阻隔飛沫傳染病菌。	醫護人員照護一般病人時，以佩戴外科口罩爲原則；民眾有呼吸道症狀、前往醫院、前往呼吸道傳染病流行地區時，以佩戴此種口罩爲宜。
N95口罩	對於空氣傳染可提供95%以上的微米顆粒過濾效果。	適合第一線醫護人員使用，雖有較高等級的防護力，但不適合一般民眾長時間配戴，因其密合致呼吸阻抗較大，會感覺呼吸困難。
防霾口罩	針對防霾（PM2.5）設計的口罩，分爲A到D四個等級。分別適用於濃度PM2.5在350μg/m^3到70μg/m^3以下的環境。其中A級相當於N95口罩的防護功效。	防範空汙PM2.5的危害，依照空氣品質狀況選用，可查詢環保署公布的PM2.5監測數據選擇當下適用的防霾口罩等級。

表5 口罩種類

但並非用於過濾粉塵；因此對於防堵灰塵、飛沫、懸浮微粒或細菌等顆粒狀危害物之穿透，效果有限。若有防疫需求，應選擇配戴醫用、外科口罩及N95口罩爲佳。

醫用口罩分成兩種，一種是第一等級的一般醫用口罩（CNS 14774），另一種爲第二等級的外科手術口罩（CNS 14776）。這兩種口罩都有三層，外層是有顏色的不織布，經過防潑水處理，可預防飛沫傳染，中間是靜電過濾層，能夠過濾、吸附細菌，內層則爲吸水的材質，可以吸收戴口罩者的口沫，用於阻隔飛沫、微粒及細菌穿透，避免疾病散播與傳染。口罩外層不織布的過濾作用，主要是靠纖維直徑約一到五微米（µm／micron）的超細靜電纖維布及濾網層。這類口罩不可清洗，用後便應立即丟棄。

至於**N95口罩**，雖可阻擋百分之九十五以上的次微米微粒，密度非常高，但缺點是佩戴時容易有難以呼吸的感受，不適合一般人長時間配戴。以預防日常疾病的觀點，使用一般醫用口罩就已經足夠了。

另外，隨著空汙威脅劇增，一般民眾的防護意識抬頭，這些年市面上已有專爲防霾（PM2.5）而設計的**防霾口罩**，經濟部標準檢驗局已於二〇一七年公布「防霾口罩性能指標及試驗方法」之國家標準（CNS 15980），針對防霾口罩相關商品之分級、技術要求、試驗方法及標示等制定規範。

防霾口罩依防護效果區分爲A到D四個等級：

A級：可防護PM2.5濃度三五〇微克／立方公尺（μg/m³）以下的環境。
B級：可防護PM2.5濃度二三〇微克／立方公尺（μg/m³）以下的環境。
C級：可防護PM2.5濃度一四〇微克／立方公尺（μg/m³）以下的環境。
D級：可防護PM2.5濃度七〇微克／立方公尺（μg/m³）以下的環境。

防霾口罩的A級，依據CNS 15980的規範，能達到相當於N95口罩之防護效果。一般的情況下，不一定要用到A級，可查詢環保署公布的PM2.5監測數據，由空氣品質狀況選擇適用等級之防霾口罩配戴，例如PM2.5濃度在每立方公尺七〇微克（μg/m³）以下時，佩戴D級口罩即可達到良好的防護效果。

配戴方式要正確

口罩的防護效果，除了材質，是否能夠與臉部貼合也是關鍵。若配戴不正確，口罩與臉部不夠密合，將無法達到預防效果，不論是防堵異味或病菌皆然。

平面型和立體型口罩相較，立體型就比較能貼合臉部曲線，密合度相對較佳，「漏氣」隱憂較小。

紗布、布質或醫用口罩大多製成平面型，並依靠耳朵來固定口罩的帶子，但由於臉型弧度並非平面，耳朵能承受帶子的拉力也小，這類型口罩較會有洩漏問題，也就是呼吸時，空氣容易從未密合的縫隙進入，而降低過濾效果。

工業用口罩多採立體形狀設計，目的就在於加強與口鼻之密合，這種製作成杯型的口罩，在鼻梁部位以金屬條固定，或是使用頭帶方式來固定，緊密度高，因此過濾能力可達百分之九十。

此外，口罩尺寸過大、過小，或不符合臉部外型的話，同樣會在口罩面體與臉部間產生縫隙，讓空氣中的危害物在未經濾材過濾的情況下進入呼吸道，形同失去防護功效。

配戴時，還要記得分辨口罩的正反面，通常有色面是朝外的，白色面則是朝內；當然，現在有很多不同花色設計的口罩，顏色不是唯一的判斷方式，應該留意口罩的使用說明，才能正確並有效的配戴。

該戴什麼樣的口罩，端看使用目的及所需要的防護等級，且最重要的是任何口罩都必須正確配戴、完整密合，才能達到預期效果。

不必一味追求高等級的口罩，就像N95及外科口罩雖有較高等級防護能力，但其所造成的呼吸阻抗也較高，長時間佩戴容易產生不適，若是因此頻頻用手調整、移動、觸摸，反而更容易發生感染風險。

一平面口罩正確配戴步驟一

依據衛生福利部建議，選購通過經濟部標檢局檢測標準的口罩商品，品質較有保障。使用一般平面口罩，應注意以下四項正確配戴步驟。

開：初次使用時，打開包裝先檢查口罩是否有破裂或缺陷。通常有顏色的那面爲外層，應該朝外，鼻梁處的小鐵片（鼻梁片）則是位在外層上端。

戴：口罩兩端的鬆緊帶掛於雙耳，口罩完全攤開拉至下巴，並調整鬆緊帶長度（必要時可打結調整），以維持口罩與臉部的密合度。

壓：鼻梁片應固定於鼻梁上方，以雙手食指均勻輕壓鼻梁片，使口罩與鼻梁緊密結合。

密：戴好後，透過鏡子輔助或觸摸方式，確認口罩是否有正確配戴（包含檢查內外側、帶子鬆緊、鼻梁片固定且密合等），以達較好的保護效果。

肺癌篩檢

篩檢，指的是還不知道是否罹病之前所做的檢查，和罹病之後以病情追蹤爲目的的定期檢查不同。

由於肺癌早期沒有明顯症狀，加上胸部X光檢查已被證實對早期篩檢無效，目前唯一可以早期發現肺癌、提高存活率的篩檢工具，就是胸部低劑量電腦斷層掃描。

身爲一個肺癌醫學專家，我當然不樂見病人來到我的門診時，是連手術都難以回天的地步。因此近幾年，我也參與衛生福利部國民健康署與相關醫學學會等[15]共同研擬「低劑量胸部電腦斷層肺癌篩檢指引」，做爲臨床醫師診斷參考與指標。

[15] 包括臺灣肺癌學會、臺灣胸腔暨重症加護醫學會、中華民國放射線醫學會及臺灣胸腔外科醫學會及相關民間團體。

經過多年努力推動，政府已經正式通過將肺癌納入公費篩檢項目之一，針對以下兩類高風險族群，提供每兩年一次的低劑量電腦斷層掃描公費篩檢補助：

一、年齡介於五十到七十四歲，抽菸史超過三十「包—年」（「包—年」指平均「每日吸菸包數╳吸菸年數」，如每天平均抽一包菸、連續抽菸三十年，或平均日抽兩包、連續抽十五年）以上之民眾，有意願戒菸（應同意接受戒菸服務）或戒菸十五年內之重度吸菸者。

二、男性年齡屆於五十至七十四歲、女性年齡屆於四十五至七十四歲，具有肺癌家族史的民眾（父母、子女或兄弟姊妹罹患肺癌者）。

國家推動篩檢須考量經費成本及篩檢效益，必須以有限資源，盡量找出最多早期肺癌患者，以節省演變爲重症後的龐大醫療支出；因此，目前政策雖未提供全民公費篩檢補助，我仍強烈建議未被歸類於高風險族群的民眾也應定期篩檢，不能輕忽肺癌的威脅。

幾歲以上要做檢查、多久做一次？

隨著儀器設備的精進，篩檢工具安全性提升且輻射劑量降低（對身體的傷害低），以我的經驗與立場，會建議每個人都應該要在四十五歲時，就做「人生第一次」的胸部低劑量電腦斷層掃描。

以胸部低劑量電腦斷層掃描做為個人預防，著重的是「安心」，避免身體有潛在危機而不自知。（參考下頁表6）

篩檢的目的在於對自己的身體狀況有所瞭解，看看是否有特殊異常；如果篩檢結果沒有問題，之後每三年再做追蹤檢查即可；若有發現疑似症狀，也能「幸運的」趕緊做進一步處理。

不怕一萬、只怕萬一，肺癌正是典型的「早期發現、早期治療，與晚期才發現，治療效果差別極大」的疾病。

舉例而言，即使是已經長到一公分的早期肺腺癌，透過胸腔鏡微創手術也能百分之百根治。但如果一直都沒做篩檢，患者因爲沒有症狀，等到發現時已進展到第四期，不僅來不及手術，只能靠標靶藥物、化療，甚至免疫療法才能延長生命，且一年醫療費至少上百萬起跳，即便花上大筆金錢，存活率依然很低。

所以會特別呼籲，大家都要提高對肺癌的警覺，尤其有抽菸或二手菸接觸史者、家族病史（二親等血親中有肺癌患者）、空汙暴露者（如炒菜油煙、職業相關等）或本身是癌症患者（尤其乳癌）等，更是屬於高危險群，應接受低劑量電腦斷層掃描篩檢。

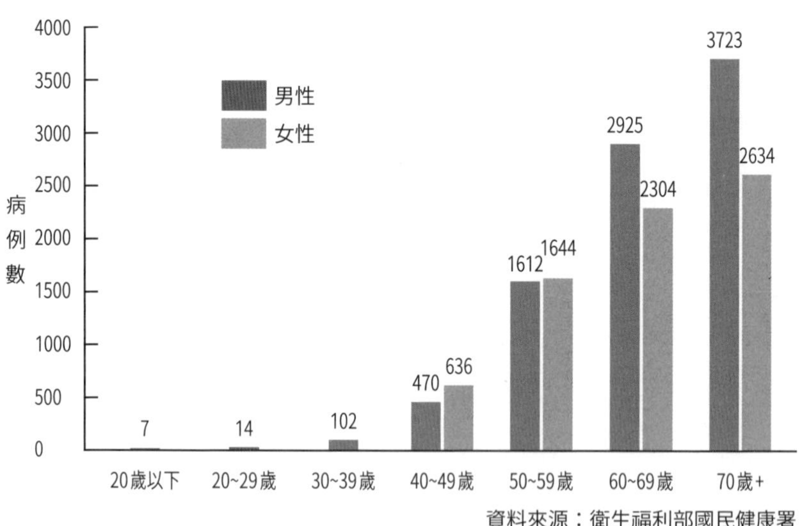

資料來源：衛生福利部國民健康署

*女性39歲以下，肺癌因未進入前十大排行，故未列病例數資料。

*依此肺癌年齡分布圖可看出，國人罹患肺癌最高峰年齡爲六十歲以上，因此國家將篩檢年齡訂於五十歲以上（在高峰年齡之前），民眾自行篩檢則建議四十五歲以上就要考慮。

表6 二○一九年臺灣肺癌患者男女年齡分布圖

至於有些民眾會問，那是不是愈年輕做愈好？一般而言，我們仍不建議太年輕就接受低劑量電腦斷層掃描肺癌篩檢。一方面肺癌形成需要長時間，年輕案例畢竟是極少數；二方面雖然是低劑量，但仍具有輻射風險，可能會對精、卵造成傷害，影響生育能力，所以不建議二十五歲以下民眾做低劑量電腦斷層掃描檢查。

爲什麼建議做低劑量電腦斷層掃描？

檢查工具有很多，各有不同的使用時機、特性和限制，和肺癌相關的檢查項目有血液檢測、支氣管鏡檢查、核磁共振攝影及正子斷層造影等，但要用來做爲初次篩檢或早期篩檢工具，則只有胸部低劑量電腦斷層掃描比較適合。

以下簡要介紹與肺癌相關的幾項重要檢查及其特性，以解釋爲什麼只有胸部低劑量電腦斷層掃描會最建議做爲初篩的工具。另外，也將肺癌病患常接受的檢查列於下表7（見頁二一二）供大家參考，但實際進行檢查前仍應諮詢專業醫師。

血液檢測：癌細胞在生長過程中，會有一些細胞脫落到血液中，或者分泌一些物質，所以有時會以抽血方式，來檢測血中的癌指標（通常是癌胚抗原CEA），但癌指標升高大部分是發生在病情比較嚴重時，如腫瘤變大、開始壞死，或有遠端轉移等，對於肺癌早期篩檢其準確率及敏感度都不是很理想。

支氣管鏡檢查：利用內視鏡檢查氣管及支氣管是否有癌細胞侵犯，屬於侵入性檢查，病人常須全身麻醉，會有麻醉風險，所以不適用於早期篩檢。

這項檢查通常都是用於「已經高度懷疑有長腫瘤」的病人身上，也就是會排在做完標準電腦斷層後，有需要時再加做支氣管鏡；此外，目前占肺癌病人大宗的周邊型（如肺腺癌）患者也不適用，只有中央型肺癌較適合，因爲電腦斷層不易照出，但這類患者所占比例不到兩成。

核磁共振：雖無輻射，但檢查時間長，檢查肺部病變的精確度比不上電腦斷層，尤其影像品質對〇．五公分以下的毛玻璃病變偵測效果不佳，不利早期肺癌防治，且價錢較貴。

正子斷層造影：透過影像融合技術，將正子斷層造影所顯示的癌細胞聚集處，重疊於電腦斷層檢查中的解剖影像上，讓醫師能看清楚癌細胞的位置，以偵測癌症病灶。但最大缺點就是輻射劑量太高了。不只有正子斷層造影本身的放射線，還有全身電腦斷層的輻射，兩者相加約等同於一百到三百張胸部X光檢查的劑量，因此通常不會做爲第一線檢查工具，比較適合用於判斷肺癌患者的分期，也就是追查有無全身性轉移時使用。

低劑量胸部電腦斷層掃描：目前國內各大醫院幾乎都設置有低劑量電腦斷層掃描，這項檢查健保尚未全面給付，而自費價格視機型、人員訓練、是否提供後續醫療服務而有所不同，以臺北市醫療院所爲例，目前收費標準約落在三千八百元至六千元間。

與前述幾項檢查相較之下，低劑量電腦斷層掃描的輻射劑量低、價格合理、方便（免禁食）、快速（一次只要費時五分鐘）、安全（毋須打顯影劑）等特色，使之脫穎而出，成爲早期肺癌篩檢的最佳利器。

一般大眾做健康檢查時，若預算允許，我很建議四十五歲以上自費加做低劑量電腦斷層掃描檢查。因這項檢查掃描範圍在下頸部到上腹部，除了能發現早期肺癌、降低死亡率外，還兼具早期診斷其他疾病的優點。例如，有可能「順便」檢查出慢性阻塞性肺病（COPD）、心臟肥大、嚴重冠狀動脈鈣化等，甚至是意外發現縱膈腔部位的腫瘤，如胸腺癌或乳房腫瘤、肝癌（三公分以上）、食道癌等病灶。

檢　查	使　用　時　機
胸部X光攝影	門診或急診時，快速篩檢病患是否有明顯病變。
血液檢測	抽血驗CEA，檢查腫瘤指數的高低，可做為肺癌治療效果的輔助評估。
低劑量胸部電腦斷層	可偵測小至0.3公分左右的病變，為最佳的早期肺癌篩檢工具。
標準劑量胸部電腦斷層	確定有病變時，評估腫瘤之大小、位置，判斷腫瘤特性及淋巴結是否有變大。也是肺癌病患治療後追蹤的標準檢查。
支氣管鏡檢查	檢查氣管及支氣管有無腫瘤侵犯，並可做腫瘤及淋巴結之切片檢查。
正子斷層造影	區分不明原因的肺部腫塊是惡性或良性、檢查全身各器官是否有惡性腫瘤的存在、判斷淋巴結否受到癌細胞侵犯。

表7 **肺癌相關的檢查**

舉例來說，我的一位女性好友，五十歲時做了低劑量胸部電腦斷層掃描，結果肺部沒問題，反而檢查出第一期淋巴癌，腫瘤已三公分大卻毫無症狀，幸運在發現後趕緊接受化療而根治。

而我的老師，國內胃癌權威林肇堂教授，在二〇一二年陪太太做健檢時，「順便」進行胸部低劑量胸部電腦斷層掃描檢查，意外發現了不到兩公分的胸腺瘤，之後證實爲惡性胸腺癌，透過開胸手術根除病灶，成功度過五年存活期。林教授目前仍維持每半年做一次胸部低劑量電腦斷層檢查來監測腫瘤是否復發或轉移，可說是「一次的意外檢出，救了一命」！

不過需要注意，低劑量胸部電腦斷層掃描因有放大效果，導致影像較模糊，若在初篩時發現有異常，就要再照一次標準劑量的電腦斷層掃描確認。

—低劑量電腦斷層掃描vs.標準劑量電腦斷層掃描—

項　目	輻射劑量	使用時機
低劑量 電腦斷層掃描	0.5毫西弗 （約拍10~15張X光片）*	肺癌篩檢
標準劑量 電腦斷層掃描	5-7毫西弗 （約拍100~140張X光片）*	對於病變之精準判讀

*拍一張X光輻射劑量約0.05毫西弗。

上述兩種電腦斷層掃描主要差別在於輻射量及影像品質，端看醫師想要看到多少大小的顆粒及用途，而決定選用哪一種。

輻射劑量愈低，當然對人體傷害愈小，但相對影像品質會較差，低劑量的輻射劑量顯然只有標準劑量的十分之一，差異也呈現在影像清晰度上，不過對初期肺癌篩檢來說，採用低劑量電腦斷層掃描已足夠，標準劑量電腦斷層掃描則用於確定有病變之後續診斷。

進行標準劑量電腦斷層掃描檢查時，有時需要打顯影劑，才能讓血管、腫瘤看得更清楚，進而判斷是否有肝臟、淋巴結或其他地方的擴散，或是用來評估腫瘤爲良性（無血流）還是惡性（血流量多）。打顯影劑的缺點是會對腎臟造成很大負擔，且少數病人可能引起過敏性休克，同時也因爲前後需要做兩次，一次有打顯影、一次沒打顯影來做比對，而增加輻射吸收的劑量。

做了檢查，還要注意什麼？

最理想的癌症防治策略，就是從預防著手。這也是我們一直強調早期篩檢重要性的原因。

但是，檢查絕對不是有做就好、做完就算了；就如前面所述，要使用正確的檢查工具，並且遵照醫囑，按時追蹤，才能避免憾事。

目前許多醫療單位或健檢中心，都可以進行胸部低劑量電腦斷層掃描檢查，必須注意的是，拿到報告先不要緊張，報告只是告知你「發現了什麼」，至於這個發現究竟嚴不嚴重，或到底是良性還惡性，都需要再由專業醫師做後續的診斷。

根據統計顯示，胸部低劑量電腦斷層掃描檢查發現有肺結節的比例高達三分之一，但是其中約只有百分之一到二可能會是肺癌，其餘多半只是過去發炎、感染所留下的「疤」而已。因此，報告出來後的分析和判讀是重要關鍵，由醫師根據結節大小、外形、特徵及個人家族史、抽菸史等狀況，來擬定後續正確的追蹤和治療計畫，檢查才有效益。

由於目前篩檢報告並沒有統一格式，有些報告連〇．一公分的結節都寫出來，也經常看到有病人帶著查出幾十顆結節的篩檢報告來到診間，以爲自己生了重病，十分焦慮。

國健署已經特別邀集醫界相關團體制定「低劑量電腦斷層肺癌篩檢指引」，將處置標準統一，針對各種檢查的可能結果及下一步該做什麼都列出來，包括多久追蹤一次、需不需要開刀等，都有客觀的標準及規範可以依循（參考左頁表8）。

任何檢查工具都會有誤差，以低劑量電腦斷層掃描來說，可容許的程度是在百分之二十以內，約爲正負〇．二公分。倘若結節的實際大小是〇．六公分，測出來是〇．七公分，這樣就在可容許的範圍中；但如果是〇．六公分變〇．八公分就不行。此外，一般我們也會要求影像的切面厚度要低於〇．二公分以下，以避免篩檢遺漏。

擔心「過度診斷」，是推動低劑量電腦斷層掃描篩檢過程中遇到的最大爭議。

有一部分人的立場認爲，低劑量電腦斷層掃描所找出來的早期肺癌，惡化速度相當緩慢，這些人就算未接受篩檢，終其一生亦可能不會出現症狀或提早死亡，卻因而多做了不必要的追蹤、診斷、治療，像是增加「良性結節卻開刀」的比例，這樣不僅造成受檢者心理負擔及壓力，也有浪費醫療資源之虞。

然而，我們依中研院院士楊泮池教授帶領的「以低劑量電腦斷層掃描篩檢臺灣不吸菸肺癌高危險群之研究（TALENT）」研究結果來看，透過篩檢找出的第零期及第一期肺癌比例高達百分之九十六，這些患者只要

嚴重程度	LDCT檢查結果	後續處置
無風險	100%正常（約占三分之一）	2~3年後再檢查一次
低風險	發現0.6公分以下的結節	每6個月至1年後檢查一次
中風險	發現0.6~0.8公分的結節	每3至6個月檢查一次
高風險	發現0.8公分以上的結節	必須立即看胸腔科醫師，由專家評估是否需進一步處置

*如有發現多顆者，以最大顆的那顆尺寸爲標準。　　資料來源：衛生福利部國民健康署

表8 低劑量電腦斷層肺癌篩檢指引

開刀就能根治；但如果沒做篩檢，第一期就確診肺癌的比例只有百分之二十，而第四期才確診的則有百分之六十。這兩者預後差別非常大，1A期患者的五年存活率高達百分之九十，而第四期則不到百分之十。

基於這點，我還是期盼多推廣正確的篩檢觀念，多做這一項篩檢，就好比買「保險」，我們都希望能夠平平安安、不要有用到的一天，但如果哪天真的遇上，也能降低衝擊與傷害。

也要再次提醒大家，做完篩檢一定要配合追蹤。若掉以輕心，有時腫瘤會長得非常快，必須靠定期檢查才能發現它的變化和生長速度。

陳醫師自己和家人怎麼做？

二十幾年前，我剛當胸腔外科主治醫師的時候，有一次感染了黴漿菌肺炎，又咳又喘又發燒。當時回醫院照X光檢查，有同事提議是否順便做電腦斷層？想說做一下也好，結果沒料到，除了證實有嚴重的肺部感染症狀外，還在我的右上肺發現了三個〇・四公分的結節。

那是我第一次知道自己的肺有「異狀」，但當時各界對於肺結節與肺癌的瞭解還沒那麼透澈，所以生病痊癒之後，也就沒有特別留意。直到相隔大約十年，清楚知道和肺癌之間的可能風險便不敢大意，平均每兩、三年會做一次電腦斷層掃描（當時還沒有LDCT）持續追蹤，幸而迄今都沒有異常變化。

注重空氣品質，遠離危險因子

做爲胸腔專科醫師，同時也看過無數肺癌病患，對我來說，日常生活中最在意的就是空氣品質。

像臺大醫院癌醫中心分院剛啟用的時候，爲了避免裝修殘留的甲醛濃度過高，我每天進辦公室第一件事就是開窗，讓空氣流通；在門診工作時，也會擺放空氣品質偵測器在桌邊，讓我隨時知道當下環境的空氣品質狀況是否良好。這種偵測器很輕便，有時我甚至會隨身攜帶使用，例如到外地出差時，除了入住旅館會要求安排於無菸樓層及無菸房，也會自行使用偵測器監測。

平時每天的行程，大多不是在醫院就是在家裡，在醫院時，空調有裝設過濾器，空氣品質還算乾淨；而在家中，我也特別留意居家空氣。我們家膳食簡單，烹煮時以簡單的水煮或電鍋加熱爲主，不做煎、炒，減少油煙；家中購置兩、三臺除溼機和空氣清淨機，分別放在地下室、廚房、更衣室等空氣比較容易潮溼汙濁的區域使用，其餘場所就盡量開窗通風。

現在的住家是在巷子內公寓一樓，和過去緊鄰大馬路旁的大樓舊家相比，空氣品質好很多，但還是需要隨時注意，並使用一些工具來幫忙維護清新空氣。

隨著空汙問題愈來愈嚴重，我認爲，遠離危險因子是很重要的。記得早年在新莊省立臺北醫院（現爲部立臺北醫院）當住院醫師時，只要窗子沒關，一個晚上，桌面就可以蓄積許多灰塵；而老家彰化二林的前、後變化感受更深，小時候我從家裡一眼望去就可以看到中央山脈，現在這情景已不復見，當地成了高空汙地區，PM2.5常超過一百微克／立方公尺（μg/m³）。

維持好習慣，勝過吃保健品

我從不抽菸，家裡也沒人抽菸，身邊的朋友也大多不抽菸。

我曾經有次去雲門舞集演講，工作人員還事先把菸灰缸收起來，這顯示好習慣可以影響身邊的人。

至於飲食和運動，我並沒有特別做什麼「加強」的事，包括所謂可以「顧肺」的保養品或保健品，但是會注意不攝取加工食品及防腐劑，並長期維持運動習慣。

我喜歡打網球，當醫生之後，每個週末我都會去打網球兩、三小時，主要是可以訓練自己的體能、手部的靈巧（外科醫師工作必須），也對提升心肺功能有幫助。

平日則以散步爲主，晚餐後如果空氣好，就會和太太一起去中正紀念堂散步；如果空氣不好，就在家裡用跑步機跑個半小時到一小時，盡量維持每天都有運動的習慣。

如果真的要說和「保養」有關的，那麼就是會喝溫開水。我通常都喝四十度左右的溫開水，因爲氣管對溫度很敏感，如果喝冷水容易引發咳嗽，所以我也都會交代我的病人，開刀過後記得要隨身攜帶保溫杯、喝溫水，如此可以保養呼吸道、避免敏感刺激。

此外，每年秋、冬流感流行季節，我也都會接種流感疫苗，這是保護自己的方式之一。對於高齡、稚齡或免疫力不佳者（如剛做完化療、標靶治療的病人），建議還要加打肺炎鏈球菌疫苗，才能得到雙重保護，避免感染流感後，引發嚴重的肺炎併發症。

遠離疾病沒有捷徑，好的作息和生活習慣，加上正確的預防觀念，就是最好的防癌良方。即使是醫師和醫師的家人，也是遵行相同的原則。

第IV章

精準醫療，患者的後盾

更精準、微創的外科手術

「不傷害病人（Do no harm）」是每位醫學生進入臨床行醫時都舉手宣誓過的第一條準則，也是畢生應恪守的一項最重要的行醫原則。

但是，要摘除腫瘤，勢必會造成「創傷」，畢竟手術是侵入性的，因而身爲外科醫師就得要時時刻刻思考：如何減少手術對病人身體的傷害，又能維持相同、甚至更好的治療效果？

也因此，「微創」成爲現代手術的新趨勢。「微創」的「創」指的是「創傷」，以麻藥用量少、傷口小、切除範圍精準、手術時間短等各方面的精進，來達到目標。

在我習醫養成階段，跟著臺大老師學的是傳統開胸手術，早年必須開個二十到三十公分的大傷口，並切斷一、兩根肋骨，才能有足夠空間讓主刀醫師與助手的四隻手伸入病患胸腔內進行腫瘤切除，加上程序複雜，往往一臺刀得要全身麻醉耗上至少八小時，對病人來說過程相當痛苦又折磨，還必須承受非常大的副作用風險。

所幸一九九〇年左右，進入內視鏡手術（Endoscopic surgery）大放異彩的時代，內視鏡器械替代「醫師的眼和手」，大幅縮小了開刀傷口，切除範圍卻更加精確，降低對病人身體的創傷，能縮短恢復期、減少併發症等，也提高了手術效率與成功率。

隨著醫學持續進步，手術方式精益求精，這十年來更是大躍進。

以我自己來說，就正好見證了這美好的時代，讓可開刀的早期肺癌病人，不需要再視開刀為畏途。包括我曾發表過的，全球第一例「肺癌免插管胸腔鏡肺葉切除術」，以及目前最新、引領全球的「單孔無管加精準定位」手術方式，讓肺癌手術變得「像做胃鏡、大腸鏡一樣簡單」。患者開刀再也不必冒著生命危險，大多數在術後隔天就可出院。未來，甚至有望成為在門診就能做的「門診手術」，術後可以當天回家也不是夢想。

之所以有這麼大的進展和差異，最主要和醫材設備、麻醉醫學、定位影像科技等進步有關。

新的手術器械，包括管徑只有〇．五公分的迷你胸腔鏡，以及各式精密器械等，使胸壁切口只需要開個兩到三公分的小洞，就能執行和操作，順利做到和傳統手術一樣的事。

新的麻醉方式，讓患者不必插呼吸管，但在手術過程中可以睡著而無痛，甚至也能夠做到全程清醒都沒問題。

近年又加入了先進的腫瘤定位系統，就像開車族裝置導航，幫助快速找到目的地般，能讓醫師在大片肺葉裡，找到那不到一公分的小腫瘤，精準鎖定切除，改變過去「瞎子摸象」或「亂槍打鳥」的窘境，避免手術切除過大的範圍，因而能減少肺功能損失。

事實上，各種醫療的進步都不是一蹴可幾，需要長時間知識與經驗的累積，同時集結多科團隊，包括外科、麻醉、影像醫學等的密切合作。

手術愈精準，傷害就愈小，這也是微創成爲新時代外科手術主流的主因。大家有志一同，尋求對病人最好的方式，就能不斷創新。

開膛剖胸到迷你微創手術

肺癌開刀從傳統的開胸手術，進步到開三孔的微創手術，近來已經又進步到僅需開單孔的迷你微創手術。

微創時代的來臨，內視鏡的問世與進步功不可沒。

以肺癌手術來說，從原本要開二十到三十公分的大傷口，有了內視鏡的輔助，只需要開三個小洞。胸腔鏡從肋骨間隙進入，其中一個是鏡子，也就是醫師眼睛的延伸，另兩個形同醫師的左右手伸入胸腔操作，傷口分別僅約三公分及兩個一．五公分大小，幾乎只有過去的十分之一。微創手術讓手術的傷害性大幅降低，不僅減少疼痛、降低出血和感染機會，術後也能及早恢復正常生活，縮短恢復期。

胸腔鏡的發展愈來愈精密，因此醫師接著又想辦法把「三個洞變成一個洞」，將所有內視鏡器械全都集中在一個洞裡操作，採用直徑只有〇．五公分的迷你胸腔鏡，搭配有弧度、可彎曲的細長器械，成為最新的迷你微創單孔手術。

以最小範圍的楔形切除來說，傷口只需要開兩公分，肺葉切除也只需要三公分，都和過去需要「開膛剖胸」的傳統手術方式迥異（參考表9）。

從插「三管」到免插管

此外，傳統手術中，病人得要插「三管」，包括呼吸管、胸管及尿管。

呼吸管是用來維持呼吸、胸管協助術後空氣及血水引流，尿管則是爲了避免膀胱因爲手術時間久而脹壞，必須插

	傳統手術	微創手術
插管	1.氣管插管（全身麻醉） 2.術後置放胸管引流 3.尿管導尿	都不需要
傷口	開胸（傷口20~30公分）	單孔（2~3cm）
切除範圍	大範圍切除	精準定位切除
手術時間	約8小時	約1~2小時
費用	有健保給付	手術醫療費用健保大多有涵蓋，若使用到新發展出來的器械或耗材時才需自費。（如CT定位需自費約2萬多元、單孔內視鏡器材約3萬多元等）
恢復期	需住院兩週、恢復期3~6月（傷口非常疼痛，且會呼吸困難，術後約需休養半年）	開完就能下床、術後住院1~2天就能回家。（傷口疤痕小，疼痛少，僅需貼上美容膠約2週即可）

表9 傳統肺癌手術 vs. 微創手術

管導尿。但這些都會讓患者非常不舒服，也會有感染等問題，因此我一直在思考：是不是有可能改良爲「免插呼吸管」？

印象很深刻的是，二〇〇九年我到臺大雲林分院擔任外科部主任，在去履新的路上，看到一位義大利醫師發表的「清醒胸腔手術切除肺泡」論文，他讓病人在清醒狀態下開刀。在這啟發下，讓我想到，早期肺癌的腫瘤較小，也許有機會仿照。

後來，我與麻醉科同仁一起做了一些研究與嘗試，成功爲一位病人切除肺腺癌，且讓病人維持全程清醒，完成了全國首例，也是全球第一例的肺癌無痛清醒迷你胸腔鏡手術（參考頁二三一）。

這個案例的成功大振人心，但卻引起胸腔外科界極大震撼與爭議。因爲呼吸管是要用來連接呼吸器，在傳統手術中，肩負監測病人生命徵象的重要任務，許多前輩認爲不插呼吸管「根本是置病患於極高風險之中」。

然而，時至今日，我們團隊發展的手術方式已成爲現代肺臟手術的標準做法之一，被寫入許多外科及麻醉科的教科書當中。在肺癌手術中，從楔形切除、肺節切除、肺葉切除，甚至突破到全肺切除都可以做，全歸因於手術及麻醉技術的進步，加上腫瘤早期發現、體積較小所賜。

免除呼吸管的最大關鍵，是在麻醉方式的改變。

過去傳統手術採用全身麻醉，給予肌肉鬆弛劑，並幫病人插呼吸管，以幫助呼吸；現在，透過靜脈給藥，加上藥物的進步及麻醉深度的監測，可以更精準的調控，讓患者手術一結束即可清醒（不使用肌肉鬆弛劑），大大降低了麻醉藥物副作用，並有效提升手術效率。

同時，患者也可避免因爲插呼吸管及使用肌肉鬆弛劑，可能引發的肺炎、心律不整、氣管及肺臟損傷等併發症。

由於肺癌手術有一個很複雜的需求，是必須維持「單肺呼吸」，也就是讓有腫瘤的一邊塌陷、空氣不進入，才好進行切除，另一邊的肺則要維持呼吸功能，所以會使用「雙管呼吸管」。

但是這種呼吸管很粗，不適合東方女性，有些患者插過管之後會留下聲音沙啞後遺症，甚至有人氣管被插破，所以就安全性而言，能夠免插管又無痛，對病人絕對是一大福音。

在此之後，胸管與尿管也隨著手術方式的改變與時間的縮短而不再需要，正式進入肺癌手術的「無管」時代。

—獨步全球的免插管胸腔鏡肺葉切除術—

臺大醫院是全球最早運用免插呼吸管技術進行胸腔鏡肺節、肺葉切除的醫院，甚至已進展到能夠成功摘除一邊的全肺。陳晉興與醫師所帶領的團隊前後發表三十多篇論文，刊登在全球最頂尖的外科醫學期刊《外科年鑑》（*The Annals of Surgery*）、《胸外科年鑑》（*The Annals of Thoracic Surgery*）等，共被全球引用超過五百次。也就是說，目前全球執行這類手術，都是參照陳晉與醫師團隊所創的方法，各界複製、引用都能成功，已經成爲經典術式。

● 「免插管胸腔鏡肺葉切除術」最初發表於《外科年鑑》。
論文連結：https://pubmed.ncbi.nlm.nih.gov/21869676/

單孔無管加導航定位

目前我們團隊又進一步優化了手術方式，做的是單孔無管加精準定位。在單孔無管手術的基礎上，再加入影像系統「導航」，爲腫瘤定位。

早期的腫瘤定位使用的是X光機，但很大的缺點是X光有輻射問題，醫師得要穿鉛衣，甚至人要跑出手術室、拍完再進手術室，不僅對手術流程而言十分不便，且拍出來的是二維平面影像，仍不夠精準。

現在最新的是，利用電腦斷層進行3D定位，能夠做到非常精準。另外，也可使用影像導引支氣管鏡導航技術（簡稱爲「磁導航」），經由支氣管伸入引導到腫瘤位置，標記後再進行手術。

肺癌手術的原則是要將腫瘤及其周遭切除乾淨，也就是除了腫瘤本身，還必須在腫瘤的邊緣多切一點，保留安全範圍，才能避免復發。然而，傳統手術因爲缺乏定位，爲了安全起見，通常都會切得比較多，相對也就喪失較多的肺功能，影響患者術後的呼吸狀態（切得愈多、功能喪失得愈多）。

有了導航定位設備後，在手術之前，便可先進行定位。尤其兩公分以下、愈小的早期肺癌，定位愈重要，才不會像在大海裡撈針，「該切的沒切到」，失去手術意義。舉個簡單的例子，就像大家都看過的荷包蛋，中間的蛋黃代表腫瘤，旁邊的蛋白就是腫瘤周圍需要一併切除的安全範圍區域，過去只能憑藉醫師肉眼或「手感」（伸手進去摸）找到腫瘤，導致切除範圍很容易失準，有的切出「蛋黃歪一邊」的樣子，或是「根本沒切到蛋黃」等，這些靠現代精準的定位技術可以有效改善。

使用電腦斷層定位，是在術前先拍好病人的電腦斷層造影，找到腫瘤後，再以細針注入染劑，標記出腫瘤位置，如此，醫師在手術時，就可以很快定位，並且精準切除需要的範圍，讓肺癌難以遁形。

手術切除範圍，關係到患者術後能保留的肺功能。我們的肺無法再生，切掉後就「回不去了」。所以能切得愈少、愈精準愈好；開完刀之後的肺功能至少要存留百分之五十，才足夠應付日常生活所需的換氣量。如果肺功能不足，會影響生活品質，包括會喘、呼吸困難、低血氧、無法排痰增加肺部感染機率等。

肺葉共有五片，左肺兩葉占肺功能百分之四十五、右肺三葉占百分之五十五。切除掉其中一葉，即代表肺功能損失約百分之十到十五，依此類推，雙肺葉切除約損失掉百分之二十五到三十五、整側全切肺功能損失就高達百分之四十五到五十五（參見左頁表10）。

手術切除範圍愈精準，便能夠保留愈多的肺功能；因此在術前，醫師會先幫病人做肺功能評估，算出分數。若切除後肺功能低於四十分，便不適合開刀，因爲這類患者會有手術中途心肺衰竭致命的危險性，或是術後一輩子都得使用呼吸器的可能性等，只能選擇其他的治療方式。

對於有多顆腫瘤的患者，臨床上通常不會一次全部處理，因爲每個手術步驟都會有風險，每扎一針就可能冒著肺部出血、氣胸，及空氣栓塞等風險，所以即使在使用電腦斷層定位的情況下，爲了病人安全考量，一般只會先定位二至三顆，分批處理。

如果是雙側肺部都有腫瘤，只會先開一邊，時隔一到三個月後再開另一邊。除

	切　除　大　小	手術危險性	喪失肺功能程度
楔形切除	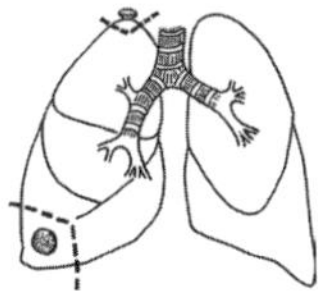	低	0~5%
肺節切除	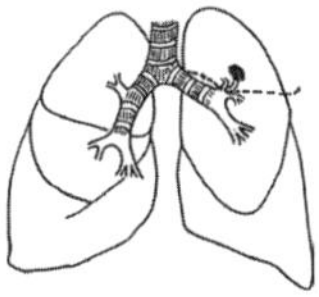	低	5~10%
肺葉切除	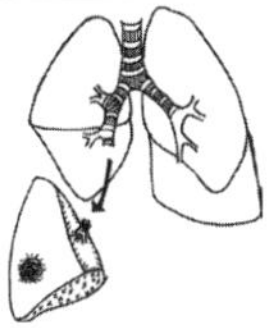	低	10~15%
袖式肺葉切除術 *	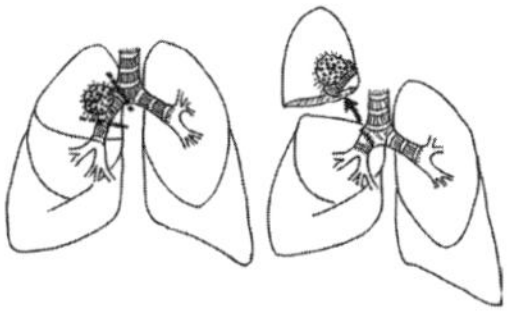	中	10~15%
雙肺葉切除	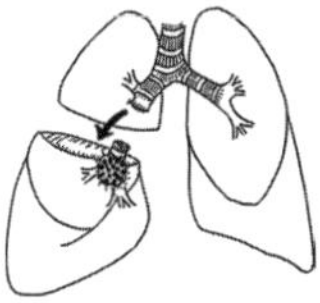	中	25~35%
全肺葉切除	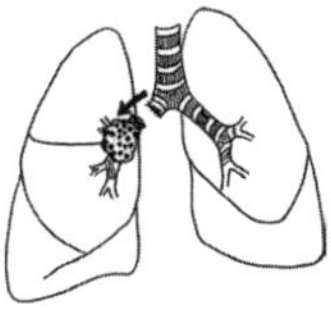	高	45~55%

* 肺葉切除術比較單純，像是一個橘子拿出一瓣。袖式肺葉切除比較複雜，需切除支氣管中間一部分再首尾重接合。有點像切除腸子腫瘤，切完上下還要接回來。

表10 不同程度的各式肺癌切除手術示意圖

了降低手術風險外，最重要的考量是爲病人保留足夠的肺功能，以維持術後呼吸能力與生活品質。

持續精進，造福病患

由我帶領的臺大醫院肺癌手術團隊，自二〇〇九年起研發免氣管插管創新技術後，逐步應用在胸腔鏡肺葉切除術、肺節切除術、全肺切除術、無管胸腔鏡手術（自二〇一一起發表論文），以及最新的單孔無管加精準定位微創手術，目前執行總數已超過兩千例（在臺大醫院目前開胸手術的比例不到百分之五，百分之九十五都可以使用胸腔鏡手術）。

我們團隊創新且精準的技術，吸引許多海外醫師前來學習，也有許多華僑選擇來臺接受手術。多年來爲了造福病患而不斷求進步，使我們成爲不僅是臺灣，也是目前華人、亞洲地區肺癌微創手術的領航者。

二〇一六年，團隊更受邀於「世界肺癌大會」進行專題演講，並於捷克進行手術示範，成功幫兩位歐洲病患完成免插管胸腔鏡肺癌手術，備受國際肯定。

我們用單孔無管加精準定位手術創造了許多「優勢」，包括更小的胸壁切口（單孔）、更快的麻醉恢復（無管），以及更少、更精準的肺臟切除，讓肺癌手術達到傷口微創、切除微創，麻醉也微創的境界，不僅傷口小、恢復快、麻醉藥物用量最少，且可保留最多的肺功能。

目前開一臺刀，平均約只要費時一到兩小時，剛開完就能下床、術後隔天就能回家，對於心肺功能較差或高齡患者幫助很大。

不過，還是必須要特別提醒，新式微創手術較適合早期肺癌患者，以楔形切除最適合，不太容易引起併發症；如果是腫瘤太大或太複雜的病人，還是有可能要採以傳統胸腔鏡手術及麻醉方式爲佳。

也就是說，肺癌愈早發現、選擇性愈多、治療效果愈好，儘管手術及麻醉方式愈來愈先進，早期發現仍是療效關鍵！

手術以外，日趨精準的療法

肺癌的治療成效，「期別」是最大關鍵。

早期患者採用局部治療就能有不錯的療效，副作用也小；而愈往後的期別，無法開刀者，只能考慮使用全身性療法來加以控制，如此一來，除了對身體傷害較大外，癌細胞也無法根除，頂多只能控制。如果是到了第四期才進行治療，能用的「武器」就更少了，療效相對有限。

不過近年來，隨著各式藥物的開發與治療對策的進步，日趨個人化與精準化，讓更多病友能夠看見希望。

局部治療

所謂局部治療就是針對「單一個點」進行治療，最典型的局部治療就是外科手術，前文已經詳細介紹過外科手術，接下來介紹手術之外，還有很重要的兩種局部治療：放射線治療與消融治療。

放射線治療：是以高能量輻射線殺死癌細胞的治療方式。傳統的放射線治療方法，是照鈷-60，進步一點以後，使用較新的治療機器「直線加速器」，這個技術雖然能夠小範圍進行照射，但從穿透皮膚開始，輻射線就開始持續釋放，且必須從四面八方往腫瘤的位置發射，才能確保破壞癌細胞的能量充足，所以對周遭組織的傷害頗大。在早期，就經常有患者因爲照鈷-60，皮膚都壞死了。

另一個問題是不夠精準，因爲病人胸腔會隨著呼吸起伏，導致事先設定好的照射方向，常會因爲病人呼吸而改動位置。再加上人體對於輻射線有一定的承受能量上限，多次照射穿透也會讓周遭組織嚴重受損。

因此，在放射線治療方面，目前也朝向更精準的方式改進，包括有電腦刀、螺旋刀、加馬刀等，最新的則是質子刀和重粒子刀[16]。這些都可以透過電腦程式計算，搭配放射線的特質，來避開對正常組織的傷害，把最大能量集中在腫瘤上，也就是說，輻射線可以在穿透皮膚及軟組織後，到腫瘤位置再把能量釋放出來，如此就能改善傳統放射治療的缺點，讓破壞範圍更「聚焦」。

現在更有在執行治療前，先做「模擬定位」加強，以電腦斷層或核磁共振造影幫助定位，讓定位達到最準確的程度。

消融治療[17]：利用癌細胞在溫度超過攝氏四十五度時就無法存活，低於攝氏零度時亦會結冰、死亡這個特性，將「能量」（包括冷凍、微波[18]、電燒等）送達腫瘤處，來殺死癌細胞。

消融治療的做法，是拿一支探針插到腫瘤正中心位置後，再開始傳遞能量，進行消融。它最大特點是能量只在「針尖」釋放，最多就是在針尖周圍三公分以內的範圍進行破壞（含正常細胞及癌細胞），其餘只有在細針穿透時，從皮膚往下，沿路所留下約直徑〇．二公分的組織傷害，引發副作用的風險下降許多，適合無法開刀、心肺功能不良者或高齡患者。

和放射線治療比起來，消融治療能夠以細針插到定點，更為精準，且破壞力強，在一定範圍內，可將癌細胞全部殺死。

若與同屬侵入性的傳統外科手術相較，外科醫師在摘除腫瘤前，得先切開皮膚、肌肉、骨頭、肺部，並拿掉一堆不必要的東西後，才能「抵達」病灶處加以處理，即使是最新的微創手術，體表傷口小，但患部還是要「挖很大」，消融治療則是一路微創到底，將傷害極小化，就避免對人體造成太大創傷的角度而言，可說是「最完美的一種治療」。

然而，消融治療的缺點是治療範圍較小，且無法清除淋巴結，因此長期存活率稍差。

我曾經有一位病人，腫瘤僅一公分，但年紀偏大，本身又是老菸槍，肺功能很

16 質子刀國內目前在林口長庚及高雄長庚兩家醫院有，未來北醫及臺大醫院也計畫設置；重粒子刀則是目前在日本才有，國內已有醫學中心即將引進。

17 目前肺部腫瘤的消融治療尚未納入健保給付範圍，自費約每針十萬元。

18 微波消融原理就有點像我們日常生活中，使用微波爐加熱食物般，醫療用的微波其實就是微波爐的微波，只是加熱對象是癌細胞，在肝癌治療領域已發展逾三十年。

差，先前已開過兩次刀，擔心自己無法再承受第三次手術，後來便嘗試使用消融治療。治療過程只需靜脈麻醉，也不用插呼吸管或術後插引流管，更毋須住加護病房觀察，做完馬上可以下床正常行動，患者對成效非常滿意。

由於傷害小、恢復快，遇到有多顆腫瘤或腫瘤較大時，亦可多針同時進行或多做幾次；當然若腫瘤太大，或位置長得太靠近大血管、神經，以及周遭遇有心臟、脊椎、支氣管等重要器官時，得要好好保護，才不會引起併發症（如胸椎燒壞一部分，恐造成半身癱瘓）。

目前肺癌的消融治療都是經皮治療，但國外已經有正在進行臨床試驗的新技術，是使用支氣管鏡做消融，適用對象爲中央型肺癌病患。其做法是將支氣管鏡經鼻腔、氣管，進入支氣管後，再伸出針傳遞能量將腫瘤燒死，如此就完全不會有傷口，同時再配合術前「導航」，利用電腦斷層建置病灶區域的「地圖」，支氣管鏡上也有內建資料及GPS即時導航影像，在插針傳遞能量前，最後確認位置是否正確，大大提高了精準度。

上述這些局部治療方式的共同發展趨勢，便是提高精準性，減少對周遭的重要器官、組織的傷害，避免「濫殺無辜」。

不過必須強調，就長期存活率來說，放射治療和消融治療仍不如外科手術。因此，放射治療和消融治療，目前在醫療上所追求的目標並非是讓患者長期存活，而是減少短期併發症爲主，幫助患者在死亡率最高的半年內降低風險，等待手術時機。因此目前醫療上仍建議，健康狀況相對良好且心肺功能正常的肺癌患者，還是優先考慮手術爲佳。

全身性療法

當癌細胞已經擴散，可能有骨骼、腦部、肝臟等其他部位的轉移時，就得需要採行全身性療法。

肺癌的全身性療法，包括化學治療、標靶治療及免疫治療，療效會遍及全身，作用機轉各不相同，在臨床上多是合併、交替使用，以求最好的控制效果。

化學治療：是以化學藥物來破壞癌細胞的DNA結構，抑制其分裂、增生，臨床運用已相當成熟，但屬於「好壞細胞通殺」性質，所以比較大的缺點是，身體其他分裂快速的細胞也同樣會受到影響，例如白血球細胞、毛囊細胞、口腔黏膜細胞等，常見病人在治療期間會有白血球下降、掉髮、口腔潰爛等不適的副作用。

由於副作用多，近十年來，沒有出現較新的化學治療藥物；反倒是標靶治療方面有長足的進步，新藥物不斷推陳出新，且爲了應付抗藥性問題，一代又一代不停研發，選擇愈來愈多。

標靶治療：針對「癌細胞特有、但正常細胞沒有」的基因突變特性，讓藥物鎖定攻擊的目標，就像在打靶般，因此非常精準，讓癌細胞「跑都跑不掉」，有極佳的治療效果。且因其「只殺癌細胞，不殺正常細胞」的特性，副作用也比傳統化學治療少很多。

EGFR、ALK、BRAF、ROS1就是肺癌常見的四種基因突變，均有相對應的標靶藥物可以使用（參見頁二四八至二五二）。

臺灣的肺腺癌患者約百分之五十有EGFR突變、其次爲ALK突變，換句話說，約有六成病人可適用於標靶治療，成爲取代化療的第一線療法。對於標靶反應無效者，再另外選擇化學療法或免疫療法來處理。

免疫治療：是現代較新的一種治療方式，利用提升自體免疫系統的防禦力，來對抗癌細胞生長。因成效不錯，毒性也較化療小，是目前較受青睞的療法，也有日趨普遍的趨勢。

免疫治療最早是有國外研究者發現，白血球裡專殺癌細胞的CTL（cytotoxic T cell，毒殺性T細胞，又稱「殺手T細胞」）上有所謂的「免疫查核點（immune-checkpoint）」PD-1，它是免疫系統進行自我檢查及防止過度活化的保護機制，如此才不會對自己的細胞、組織和器官進行攻擊，且能辨認並消滅癌細胞。

當PD-1啟動時，就會認出癌細胞並將之殺死，像是我們身體裡的「警察」一樣，可以追殺癌細胞這個壞人。然而，癌細胞非常「狡猾」，會用它細胞膜上的PD-L1進行偽裝，像是一個「戴了面具的假好人」般，能躲避掉殺手T細胞CTL的辨識。

所以在免疫治療中，以藥物進行調控，增加「警察」辨識（消除掉癌細胞上的PD-L1），或偵察能力的提升（增加PD-1），才能讓更多「壞人」被殲滅。

這套理論和方法，讓許多癌症的治療突破瓶頸。免疫治療不僅能縮小一些傳統治療無法對付的腫瘤、延長病患的存活期，治療效果也能長期維持。

二〇一三年，美國學術期刊《科學》(*Science*) 將免疫治療評選爲當年「十大科學突破」之首，是繼手術、放療、化療後，能有效對抗癌症的第四種武器。目前在肺腺癌、黑色素細胞癌、乳癌、大腸癌等多種癌症治療上，均已證實有效。

肺癌病友使用 **PD-1／PD-L1** 免疫檢查點抑制劑的效果相當顯著，只要在腫瘤取出後進行細胞檢測，看看是否具有 **PD-L1**，若發現表現量高於百分之五十，就可以施打單株抗體針劑來消除、抑制，以控制病情，健保也有給付相關費用，只是這個療法目前並非對每個人都有效。

—對極少數人可能有效的療法—

肺癌治療走到最後，有些人會選擇安寧緩和治療，有些人則會想再嘗試「最後的希望」。

衛生福利部於一〇七年通過「特定醫療技術檢查檢驗醫療儀器施行或使用管理

辦法」（簡稱「特管辦法」或「特管法」），同意「經標準治療無效之第一至第三期實體癌及實體癌末期病人」等患者，可進行「自體免疫細胞療法」。

這種療法在開放前，許多癌症患者爲求一線生機，自費跨海前往日本等國家接受治療。運用的原理是將病患自身的免疫細胞抽出來，在體外進行訓練、擴充之後，再回輸到體內，這些經強化的免疫細胞，被預期會有更好的戰鬥力，來對抗癌細胞。

「自體細胞免疫療法」雖然是一種「新」治療方式，但一百個病人當中，可能只有一、兩人有效，就醫學標準來看，這樣的比例其實無法稱之爲有效，有待更多的證據證實。最多只能說，做了對身體不會有副作用，因爲打進去的原本就是自己原來的細胞。

此外，由於所費不貲，一次療程需要花費好幾百萬，最多延長約六個月生命，是否值得一試，端看個人選擇。

腫瘤基因檢測扮演關鍵角色

每個人與生俱來帶有的基因，最初是十分完整的，但受到外界致癌物的刺激與破壞，會出現不穩定突變，突變到達一定程度後，即產生癌變、形成癌細胞，這個過程稱之爲「癌化」。

而因每個人的體質不同，有些人基因較穩定，在接觸致癌物質時，不太會受到影響，有些人基因不夠穩定，受傷害的速度就特別快；這種變化又跟一個名爲P53的「腫瘤抑制基因」有關，它能維持基因的穩定與修復，但若發生突變，P53喪失功能，就會導致癌症發生。

近年來，由於對肺癌細胞遺傳變化有更多瞭解，發現肺癌具有一項獨特性，那就是每位患者都有個別相異的基因突變型態，因此，可以透過肺癌腫瘤基因檢測，找出合適的療法。

而基因檢測最大影響，就是在標靶治療的突破。針對不同基因突變類型，選擇適合的標靶藥物直接作用在肺癌細胞上，大大提高治療成效、減少副作用，也進入了個人化及精準醫療的境界。

藉由找出癌症的「驅動基因」加以治療，是肺癌治療的一大特色。肺癌患者最常見的突變基因爲EGFR（表皮生長因子受體）及ALK（間變性淋巴瘤激酶，簡稱「惡客」），其他還有BRAF、ROS1等，這些變異是肺癌細胞的「驅動子」，只要能在治療前透過基因檢測的方式先行識別，再「對症下藥」，就能抑制癌細胞的生長（但並非根治，只是控制）。

基因檢測怎麼驗？驗幾個？

亞洲人約有一半機率含有EGFR、百分之五含有ALK，所以可用切片或抽血方式取檢體進行基因檢測[19]。先從占比最高的EGFR開始找，如果沒有就再找ALK。檢驗時間約一到兩週，倘若這兩個都沒有，就再驗其他的。

單個基因檢測費用約在幾千到一萬元之間，通常會有健保或藥廠補助檢測相關費用，藥費則有健保給付，患者毋須額外負擔，是目前較普遍的做法。

除此之外，也有一種是針對常見、已經有標靶藥物或臨床試驗用藥的幾十種基因進行地毯式搜索，稱之爲「次世代基因定序（Next generation sequencing, NGS）」檢測，自費約三至五萬元。

許多生技公司甚至可一次整批做上數百個基因突變檢測，好處是不用等個別結果出爐，較爲省時，但費用較高，自費約十到十五萬元，檢測時間二到四週。

由於帶來好的治療成效，基因檢測市場正蓬勃發展，現在也有人推出「全基因」檢測的服務，也就是將人體兩萬個基因全部一次做檢驗。

但我認爲，全基因檢測其實沒有特別必要，除了檢測費用高昂外，驗出來也不一定有藥可用。

比較理想的狀態，應該是收納大量檢體及基因資料成立資料庫，提供跨癌別的基因檢測與癌症醫療資訊。

也就是說，不論是哪一種癌症，只要知道是何種基因樣態，就有藥可以治療，這是癌症精準治療發展最終極的目標。

標靶治療的抗藥性

在有「免疫組織化學染色」及基因檢測之前，過去外科醫師切除腫瘤後，沒辦法知道到底是什麼癌症。比如病人肺裡面長了腫瘤，但到底是乳癌來的，大腸癌來的，還是原發性肺癌？都無從得知，頂多只能依腫瘤外觀形狀分辨。

現在進步到所謂「分子診斷」的時代，可以不必管病人罹患的是哪一種癌症，只要針對腫瘤細胞做基因檢測，或免疫組織化學染色，就可以直接配對藥物，且效果都很不錯。即使出現抗藥性，藥物也有第一代、第二代到第三代可選擇，雖無法根治，但可以和平共處，也就是說，可以把癌症變成像慢性病一樣的進行治療與控制，對患者來說真的是一大福音。

---

⑲ 將腫瘤取出，做組織切片取樣是最單純、省力的方法，缺點就是費時，從病人安排住院開始，到做完切片、基因檢測，前後可能需要耗時近一個月，才能進行標靶治療。

腫瘤切片有時非常困難危險，因此有人研發從血液中找癌細胞的DNA片段，被稱為「液態切片（Liquid biopsy）」。抽血測癌細胞DNA會有敏感性不足的問題，因為血中DNA的量很少，只有不到百分之五十的機率測得到，沒找到並不代表沒有，唯優點是比較快，所以對於病情比較嚴重的患者，我通常會兩者同時進行，安排住院做切片，也同步抽血，以便在病情變化時，可搶時間進行治療。

而標靶治療之所以會有復發及抗藥性問題，主要原因是癌細胞的組成成分複雜，可能只有百分之九十的癌細胞有突變，百分之十沒有突變，當藥物下去後，會阻斷有突變的部分，達到抑制效果，但其他部分仍持續複製、增生，需等有新突變出現時，才能再用其他藥物對抗。加上癌細胞會不斷產生變異，所以藥物用了一段時間就可能失效（如EGFR出現抗藥基因T790M時），得換更新一代的藥。

每個人狀況不同，有人吃標靶藥可以使用很長時間，也有人半年就產生抗藥性得回到化療，若化療也失效，就再重新切片檢查，考慮採取新的標靶或免疫治療。總之，在治療上有多種方式可輪替，也可併行，必須用很多種方法多管齊下，且絕不輕言放棄。

肺癌中、晚期患者，在無法做根治性（手術）治療時，通常建議可進行肺癌腫瘤基因檢測，再根據檢測結果，決定是否採取標靶、免疫，或是化學治療。

最新藥物與療法，持續研發問世

自從ＥＧＦＲ這個突變點和肺癌的關聯被科學界找到後，肺癌治療在近二十年可說是大躍進的一段時期，也是所謂「精準醫療」的開始。

以前只有化療一途，病人打針很辛苦，承受著強烈副作用，卻不知道到底有沒有效；在ＥＧＦＲ突變被發現後，整個狀況就差非常多，尤其對晚期肺癌病人的處境差異影響最大，對於亞洲、不抽菸的女性肺腺癌患者更是特別具有「針對性」，疾病控制率可高達九成。

精準醫療的做法，就是針對個人的癌症特點去加以抑制，主要使用的「武器」是標靶藥物。

比如ＥＧＦＲ突變者，目前已有一到三代標靶藥物在運用中均有健保給付；也即將進入第四代。藥物選擇很多，雖無法根治，但能有藥物針對新的突變點做防堵。

患者比例最高的EGFR突變，通常吃第一線標靶藥物的治療有效期約九至十個月，已是化療時限的兩倍，待第一、二代藥物都失靈時，還可再做一次基因檢測，看看有無T790這個突變，如果有就可以繼續使用第三代藥物。

換句話說，標靶藥物為肺癌患者爭取了許多存活時間，即使失效，也都還有許多「招數」可應對。例如，在標靶藥物出現抗藥性時，醫師可以持續嘗試其他治療方式或藥物，讓病人生命得以再延續，像「雙標靶」藥物就是選項之一。目前臨床上，就有許多患者一邊使用EGFR突變標靶藥物，同時搭配癌思停（Bevacizumab，同為癌症標靶藥物之一，是一種單株抗體，可抑制腫瘤血管的生成，進而抑制癌細胞生長），成功延緩抗藥性出現時間。

此外，以往第四期的晚期患者，通常已經無法手術，但現在卻可以先想辦法，如運用標靶藥物或化療、免疫治療讓腫瘤縮小，再將縮小後的腫瘤以手術摘除，這類成功案例已經愈來愈多。

依據臺大醫院的經驗，過去未經開刀的第四期肺癌患者，五年存活率約為百分之十五，但現在以合併治療方式處理並經開刀的第四期患者，五年存活率可大幅提高至百分之六十，成效相當不錯。

因此，現階段在肺癌治療領域較新的研究或治療趨勢，大多都往合併治療的方向邁進，手術、化療、標靶、放療、免疫療法等，都是可做混合搭配及組合療法，對於提高疾病治癒率大有幫助。

不論是化療加標靶、化療加免疫、標靶加免疫等，臨床上已經都可以合併使用，就像現在最夯的新冠肺炎疫苗一樣，「混打可能效果更好」。

現在病況符合可開刀條件的肺癌患者，治療時也會考慮合併療法。就像乳癌治療，會採取手術切除，合併吃荷爾蒙藥；肺癌患者也可以在開刀前、後，合併標靶治療，或合併進行免疫及化學治療。

依據臨床經驗及相關數據，都顯示合併治療的效果較單一療法更強大。甚至，還有報告指出，開刀前做化療加免疫，有三成患者在腫瘤切除後，找不到活的癌細胞，和過去開刀前只做化療的人相比，後者約只有百分之五的患者完全找不到活的癌細胞，兩者差距極大。

不論用何種方式，若能在手術前先將腫瘤縮小，對患者絕對有許多好處。倘若腫瘤已大到得做全肺切除，假設患者接受全肺切除手術，除了必須承擔高死亡率的風險外，術後生活機能也會有極大影響，因爲剩餘的肺功能，大概只能讓他終生坐在輪椅上，再也無法正常活動。所以將腫瘤縮小後再開刀，一方面是可以將癌細胞切除得比較乾淨，同時切除縮小範圍，患者預後也會好得多。

過去，局部治療和全身治療各有不同的運用時機和條件，現在也都開始混用。例如第四期肺癌病人，如果只有腦部或腎上腺或肝臟等單一個地方轉移，就可以考慮吃標靶藥物，再搭配放射線治療（電腦刀、質子刀）或電燒等方式；又或者肺部有多顆腫瘤的患者，也可以將長在表淺部分的腫瘤以手術切除，較深的部位用微波消融等方式處理。

我曾遇過一個大腸癌轉移的肺癌病人，一邊肺部先做手術拿掉一個肺葉，但另一邊「擔心再拿就沒肺了」，在這種情況下，剩下的一邊，就用微波消融和冷凍的方法處理。

總而言之，手上有什麼「武器」就統統拿出來使用。目前在臨床治療上，因有更多的「武器」，而有更多元的治療方式可以選擇。

肺癌新的治療趨勢，則是將已經在第四期證實有效的藥物往前面的期數（第三期、第二期、第一期……）延伸，以期降低手術後腫瘤復發或轉移的機率。

比方醫藥界在思考的是，如果ＩＢ至３Ａ期肺癌病患手術後，追加化療加標靶，或是單用標靶（副作用較小），效果如何？

就像第三代標靶藥物Osimertinib[20]，原是針對第四期ＥＧＦＲ突變的藥物，但後來便開始對第ＩＢ至３Ａ期病患，在開刀後追加治療的部分進行臨床試驗，結果證實這些病患在開完刀之後，不論是否接受化學治療，若持續服用Osimertinib三

---

[20] 美國ＦＤＡ已核准通過Osimertinib可使用於ＩＢ至３Ａ期術後，ＥＧＦＲ有L858R或Exon19突變的肺癌患者，臺灣衛福部也跟進，但尚未通過健保給付，患者用藥需自費。

年，肺癌復發率可從百分之六十降至百分之二十。

這不僅大幅降低了病患害怕復發的心理壓力，也可能大幅改善病患的存活率。

癌症醫療可預期的是，未來很有可能會像對付慢性疾病一樣，長期吃藥控制。因此，不妨重新思考與學習如何「與癌共存」，用控制的方法，追求不致命爲目標。

誠如近十年來，免疫治療的發展相當蓬勃，原因就是它改變了原有對抗癌細胞的觀念：不只針對癌細胞，而是強化自身的免疫系統。相信未來這方興未艾的抗癌新機制，將有令人期待的突破。

液態切片，加速偵測

想知道病人身上有沒有腫瘤，傳統做法是利用電腦斷層、核磁共振、正子斷層造影等來做檢測，但這些工具的限制是，腫瘤至少要〇．五公分以上才能看得到影像。對於〇．五公分以下的腫瘤，或想知道身上是否還有殘餘腫瘤時，可以考慮的另一項工具，就是用抽血來偵測癌指標。

抽血檢測癌指標的方法，稱之爲液態切片，通常較晚期病人比較檢驗得出來；不過有時候，若是有多顆腫瘤，尤其長得密密麻麻很小的腫瘤，還是有機會在血中找到癌細胞的基因片段。

簡單來說，癌細胞崩解會將腫瘤ＤＮＡ釋放至血液循環裡，稱爲「循環腫瘤DNA (ctDNA, circulating tumor DNA)」，所謂液態切片，就是透過抽血來蒐集血液中的ctDNA等相關標的，以偵測癌細胞是否存在。

液態切片相較於傳統組織生檢（Tissue biopsy）有許多優點。傳統組織生檢會受到一些不確定因素影響，需要多次取樣且有風險；而液態切片，則具有快速分析、無傷害性、連續性樣本可供比對等特色，以「低侵襲性取樣」的生物體液檢體，如血液、尿液、唾液、肋膜液等爲樣本進行，可應用在癌症篩檢、治療成效分析，及監控治療成效等方面。

以肺癌來說，我們主要希望液態切片還能做到以下兩種功能，一是預測腫瘤惡性率，另一個則是追蹤治療效果。

倘若有位病人經低劑量電腦斷層掃描檢查找到一顆〇．八公分的病變，這個可能是良性發炎，也有可能是癌症，過去唯有透過切片或手術切除方式，取得檢體、進行化驗才能知道是哪一種。

我們的醫療團隊便在思考，是否有其他非侵入性的方法，可以預測腫瘤惡性率。

現在我們醫療團隊跟一家比利時生技公司合作，將良性患者與惡性患者分爲兩組，比較其血液指標差異性；指標建立得愈多（目前已有數十種、甚至上百種的癌指標），就愈容易做判斷。

未來希望液態切片也可以用於早期篩檢，也就是除了做低劑量電腦斷層外，同步加做抽血檢測，結合兩種檢查結果綜合評估，以推算出腫瘤惡性率，決定下一步治療方向。

此外，依據臨床數據，通常第一期肺癌患者開完刀後百分之八十不會復發、百分之二十會復發。但是，要怎麼知道哪些人會是那百分之二十呢？利用抽血檢測液態切片，來進行治療成效追蹤，也是我們的目標。

假設肺癌患者開完刀之後有復發，等到影像檢查能夠發現時，很可能腫瘤已經長大至一至三公分大小。若是有機會提前在〇．一公分時就測出血中變化，便能爲搶得更好的治療先機。

或者是，假設是第四期患者，腫瘤已經有五公分，吃藥後，隔三個月要做電腦斷層追蹤。但是我們仍會擔心，間隔三個月會不會太久了？若是該藥物無效，可能會因此錯過再做其他治療的時機。若能用液態切片追蹤治療成效，或許能縮短至一個月、甚至一週內就能判斷用藥成效。比如患者吃藥前測到的數值是一百、吃藥後是五十，這就代表有效，可以進一步思考接下來的治療手段，並盡早介入。

以現階段而言，利用抽血檢測液態切片來幫助病人爭取時效，雖然並非人人有效，但總是多一個機會。而且若能定期抽血檢測癌指數，能呈現病情的變化趨勢，輔助醫師觀察病況及掌握治療時機。

相對於傳統切片方式，抽血檢測癌基因片段或癌指數，具有快速、便利、風險低等優點，所以也是目前發展重點。但由於目前大多是在醫院以外的民間機構執行，且費用昂貴，若有需求，應留意找經認證的機構較有品質保障。

對抗肺癌，AI能幫上忙嗎？

目前在各領域AI都是相當熱門的話題及最新發展趨勢，醫學界也不例外。AI（Artificial intelligence）意指「人工智慧」，主要是透過建立及應用一些電腦的演算法，來模擬人類智慧，協助解決各式問題。

以肺癌醫學領域而言，透過AI輔助診斷與輔助治療決策是眾所期盼的目標，目前國內外也已有實驗成果發表。

輔助診斷

傳統在肺結節的偵測，只能憑藉放射科或胸腔科醫師個人經驗，肉眼透過電腦斷層影像檢查，像是稻草堆中找寶石，難免出現一些缺點或遺漏。

Google研究團隊曾在二〇一七年，以人工智慧進行深度學習（Deep learning）與建立模型（Modeling），結果發現，AI能精細分析胸部電腦斷層影像，巨細靡遺的找出每一個病變，精準測量大小、體積、質地及不同時間的變化，進一步辨識結節是良性或惡性，表現優於放射科醫師。

Google的AI模型是從美國西北大學（Northwestern University）與國家肺癌篩檢臨床試驗（NLST）研究資料庫中，以逾一萬五千位病患，四萬五千八百五十六份胸部低劑量電腦斷層掃描篩檢，來進行學習訓練，之後再以西北大學醫療系統的資料庫進行比對驗證，同時，也將結果與六位平均有八年經驗的放射科醫師所做的分析結果做比較。

研究結果顯示，Google的AI模型跟人類放射科醫師團隊分析同一份電腦斷層掃描時，AI模型發現肺癌的機率，平均高出百分之五，誤診機率減少百分之十一。此研究成果發表於國際頂尖學術期刊《自然醫學》（*Nature Medicine*），引起全球高度重視。

國內關於AI影像判讀的研究，也如雨後春筍陸續發表。

由臺北醫學大學與科技公司合作研發肺癌AI辨識系統，研究發現AI幾乎可自動判讀肺癌，省去許多人工判讀病理切片的耗時與費力。

這套「肺部腫瘤全玻片病理影像辨識系統」，是讓ＡＩ比照病理科醫師在顯微鏡下觀看病理切片的模式做自我學習，以北醫附醫、萬芳醫院、雙和醫院近二十年來，逾九千張肺部腫瘤組織的病理玻片爲研究資料，建立龐大資料庫後，再交由ＡＩ不斷學習修正。

結果顯示，該系統不僅能成功區分數位切片影像中正常與不正常區域，也能分辨腫瘤組織是良性還是惡性，還可再進一步區分癌症類型，如肺腺癌、肺鱗狀上皮細胞癌等，診斷準確率高達百分之九十五。

此外，判讀時間更是大幅縮減。過去由病理科醫師做人工判讀，每位病患的病理切片約需花費十到十五分鐘，現在利用這套系統只需三到五分鐘，大幅提升診斷效率。

單以肺癌手術時的需求來說，外科醫師必須與病理科醫師合作，在患者躺在手術臺上的三十分鐘內，即時判斷腫瘤的種類、良性惡性，以決定手術切除的範圍，以及是否需要廓清淋巴組織。過去就曾有患者在開刀後才得知是惡性，又得再開一次刀的狀況發生。有AI的加入，便能更快速進行判別、提升醫療成效。

綜上所述，AI形同是一個「有經驗的放射科或病理科醫師」，對於肺癌診斷及篩檢是一大助力，因AI較人工更加快速、精確，具有節省人力、提高效能、避免人爲遺漏（誤診）等優勢。

然而在應用上，目前AI仍是以協助醫師判斷爲主，並非能夠完全取代「真正的醫師」。實際上，仍需憑藉醫師的專業與經驗，輔以AI提供的資訊進行確認及判斷，才能做出疾病的最終診斷。

輔助治療決策

AI人工智慧的特點在於能夠對龐大且瑣碎的數據資料，以「超人」（人類難以做到）的速度及精確度進行判斷、分析與預測，且可高頻度、即時的持續更新，提供具參考意義的資訊。

過去數十年來全球醫療院所累積的巨量臨床經驗、病例資料、醫學新知等，現在透過AI新型演算法，就能做到單以「人工」無法做到的大數據（Big data）整合、計算、比對。就疾病治療層面而言，能幫忙找到「最佳治療方案」，提供給醫師參考，對於提升醫療品質、減少疏漏大有幫助，因此臨床運用範疇愈來愈廣。

知名的IBM華生人工智慧治療輔助系統（IBM Watson for Oncology，簡稱WFO），被視爲全球首套AI癌症輔助治療系統。

從二〇一一年發展至今，在全球已有超過兩百三十家醫院使用。華生（Watson）本身是IBM開發的超級電腦，具有學習、歸納等人工智慧，以及高度運算能力。WFO這套系統，最大貢獻是在幫醫師進行醫學文獻的「大量閱讀」，並提出診斷及治療建議。

假設以一位「真人」醫師看完一千萬份病歷，推估約須花費一百九十二年時間，但華生只要十五秒就能完成學習，然後歸納、計算可能的疾病機率，做到像人類一般的行爲及思考，但卻快速、完整及精密。

WFO在吸收完大量臨床病例與實驗室數據資料後，即可做出具備實際診療及實證基礎的決策，外界暱稱爲「華生醫師」。

根據IBM的試驗，將醫師評估病情所需的一些指標提供給WFO，並參照美國國家癌症資訊網NCCN（National Comprehensive Cancer Network）的治療指引，讓WFO進行診斷、提供建議。結果發現，WFO做出的決策有百分之九十二與腫瘤科醫師一致，其中1A期和第四期肺癌的治療建議，一致性高達百分之百，第三期因涉及局部治療與全身治療，狀況較爲複雜，但一致性也有百分之八十。

在醫院裡經常出現一種情形：同一個病人，不同科別醫師會有不同的看法及判斷。例如，某病人右邊有兩公分的肺腺癌腫瘤、左邊有〇．六公分的結節，外科醫師可能會判定爲一期，只需要手術切除右肺腫瘤，左肺結節持續觀察；但腫瘤科醫師可能會認爲左邊是右邊腫瘤的轉移，分期爲第四期，需要做化療、標靶或免疫治療，兩者結論差異很大，也影響病患的後續治療處置。

會有不同的判斷，其實不難理解，主要原因是每位醫師有自己獨特的臨床經驗和各種考量。有AI介入後，類似問題因爲有了另外一個「客觀意見」參考，便比較容易獲得解決。像是WFO可以單純依據病情資料做判斷，排除其他「外在因素」

（如情感、設備、營收等），在發生歧異時，幫助各專科醫師取得共識。

儘管後來「華生醫生」有出現一些發展瓶頸與問題，像是對於治療方法的選擇，無法提出具體而合理的解釋，也曾因無法通盤考量病患條件，而做出「開錯藥」等不適切之診斷；但AI在醫療領域的蓬勃發展，確實能讓醫療診斷更加精細、準確且客觀，有助消除人為錯誤、克服「人」的能力限制。

醫療將走進AI輔助時代

現代醫學進步快速，平均壽命大幅延長，大眾就醫非常方便，有許多病患可能本身有多重慢性疾病，使用多種藥物，各種檢查資料多而繁雜，很難單純依靠醫師超人般的能力，迅速且精準的完成診斷及治療。

試想病患就診時，只要插入健保卡，就可利用雲端資料庫，帶入病人在全國醫療院所做過的各種檢查及用藥資料，提供給醫師做為診斷、用藥的參考，就可以避免重複檢查及用藥，同時注意不同藥物的交互作用及過敏反應，對於病患與醫師都是一大福祉。

此外，若能彙整各類影像資料，如X光片、超音波、核磁共振、電腦斷層、病理切片、基因分析，及過去藥物治療效果等，導入ＡＩ進行分析並建立模型，可以幫助醫師在診斷及治療的判斷上，更加完整、精確、有效，並以此大數據資料庫與更進步的ＡＩ系統，造福未來的人們。

我們可以大膽預測與期待，醫療將進入ＡＩ輔助的時代。

國家圖書館出版品預行編目（CIP）資料

肺癌的預防與治療：全面贏戰臺灣新國病
陳晉興，梁惠雯著. -- 臺北市：遠見天下文化出版股份有限公司， 2022.07
面；　公分. --（健康生活；BGH204）
ISBN 978-986-525-715-6（平裝）
1.CST：肺癌 2.CST：預防醫學 3.CST：保健常識

415.4682　　　　111010902

健康生活 BGH 204

肺癌的預防與治療

全面贏戰臺灣新國病

作者 — 陳晉興、梁惠雯

總編輯 — 吳佩穎
人文館資深總監 — 楊郁慧
副主編暨責任編輯 — 吳芳碩
裝幀設計 — 李健邦
封面攝影 — 呂志成
內頁插畫 — 陳晉興（p.235）、小瓶仔
內頁排版 — 張瑜卿
校對 — 魏秋綢

出版者 — 遠見天下文化出版股份有限公司
創辦人 — 高希均、王力行
遠見・天下文化 事業群榮譽董事長 — 高希均
遠見・天下文化 事業群董事長 — 王力行
天下文化社長 — 王力行
天下文化總經理—鄧瑋羚
國際事務開發部兼版權中心總監 — 潘欣
法律顧問 — 理律法律事務所陳長文律師
著作權顧問 — 魏啟翔律師
社址 — 臺北市 104 松江路 93 巷 1 號
讀者服務專線 — 02-2662-0012 ｜傳真 — 02-2662-0007；02-2662-0009
電子郵件信箱 — cwpc@cwgv.com.tw
直接郵撥帳號 — 1326703-6 遠見天下文化出版股份有限公司

製版廠 — 中原造像股份有限公司
印刷廠 — 中原造像股份有限公司
裝訂廠 — 中原造像股份有限公司
登記證 — 局版臺業字第 2517 號
總經銷 — 大和書報圖書股份有限公司｜電話 — 02-8990-2588
出版日期 — 2022 年 7 月 29 日第一版第一次印行
2024 年 8 月 22 日第一版第十次印行

定價 — NT 420 元
ISBN — 978-986-525-715-6
EISBN — 9789865257187 (PDF)；9789865257163 (Epub)
書號 — BGH 204
天下文化官網 — bookzone.cwgv.com.tw

天下文化
BELIEVE IN READING